AF377386

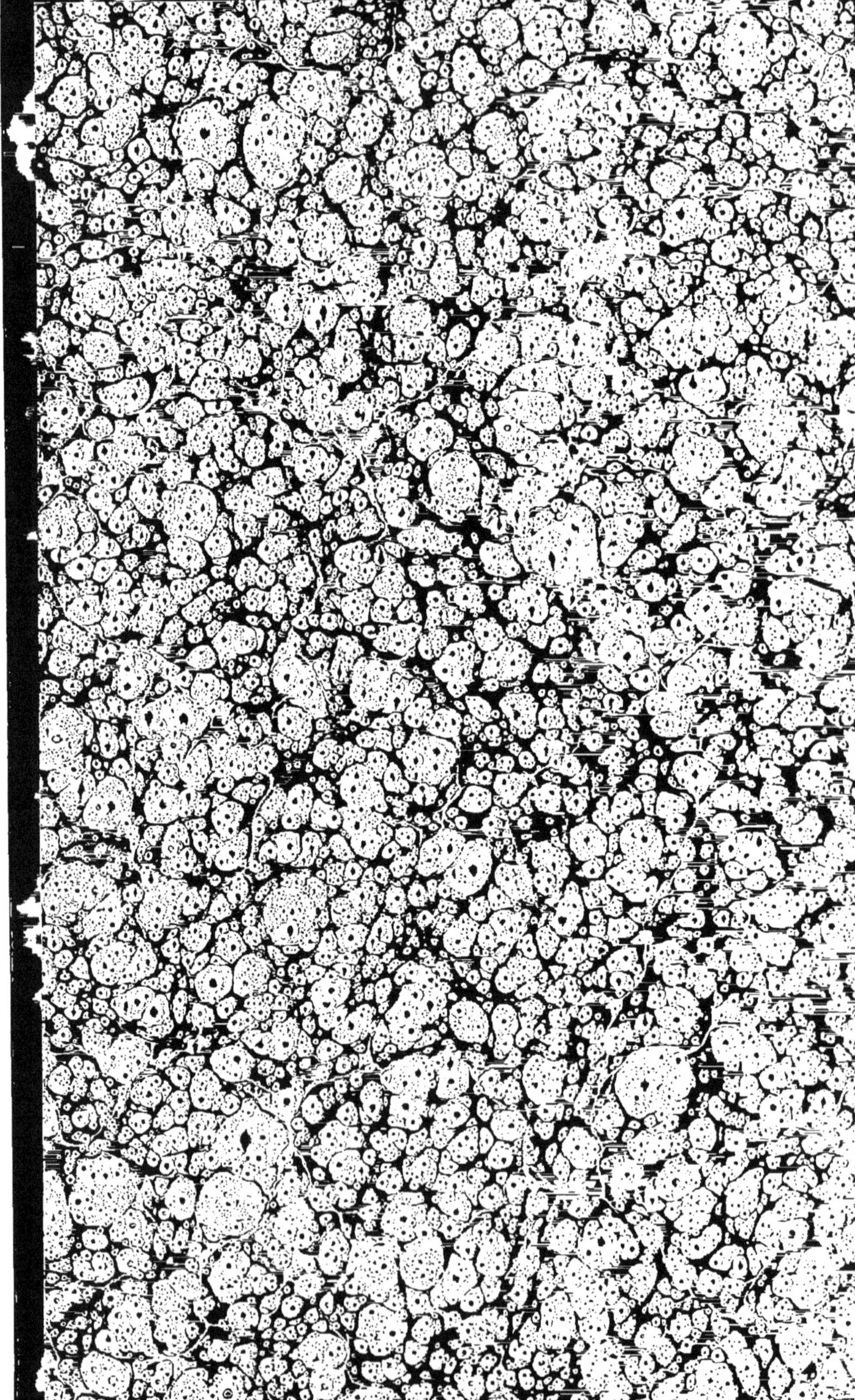

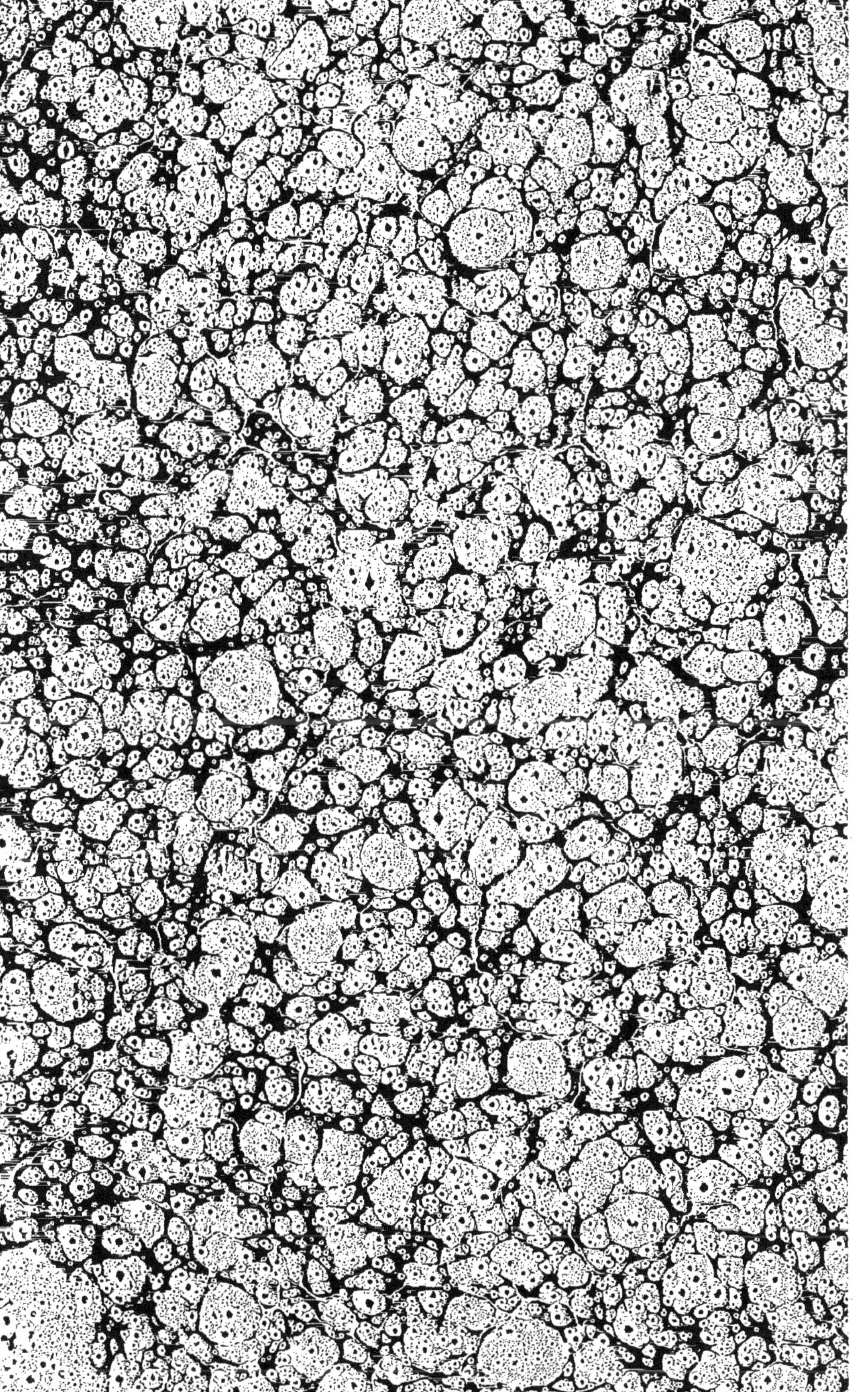

T 581.

T 2564.
9. M.

RÉFUTATION

DE LA DOCTRINE MÉDICALE

DE

M. LE DOCTEUR BROUSSAIS,

ET

NOUVELLE ANALYSE

DES PHÉNOMÈNES DE LA FIÈVRE;

PAR L. CASTEL,

ANCIEN MÉDECIN DE L'HÔPITAL DE LA GARDE, CHEVALIER DE L'ORDRE ROYAL DE LA LÉGION - D'HONNEUR.

..... Ideo videmus inter medicos, non nullos in morbis omnibus laudare lac et serum lactis, alios remedia spirituosa et volatilia, alios acida et alchalia, alios purgantia et phlebotomias. — Baglivi. Prax. med. lib. 1.

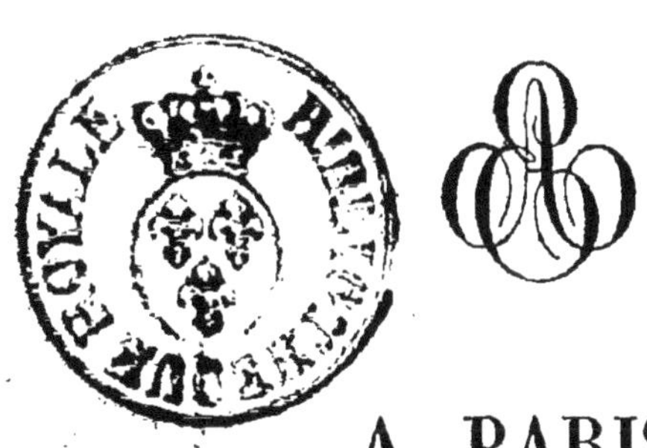

A PARIS,

Chez { GABON et Cie , Libraire, rue de l'École de Médecine; CROULLEBOIS, Libraire, rue des Mathurins.

Avril 1824.

DE L'IMPRIMERIE D'ÉVERAT, RUE DU CADRAN N° 16.

PRÉFACE.

Il y a un grand nombre d'années, j'analysai l'ouvrage d'un de mes illustres maîtres, et j'acquittai une partie de ma reconnaissance en signalant une partie de ses erreurs. J'eus à lutter contre les préventions de la plupart des élèves et des jeunes médecins, dont l'admiration pour le livre de M. Pinel était portée jusqu'à l'enthousiasme. Le règne de la Nosographie n'a pas duré vingt ans. Je ne reviendrai point sur ses défauts ; j'aime mieux retracer quelques-uns de ses avantages : le rôle des membranes, leur susceptibilité, y ont été appréciés avec plus de justesse (1). Les attributions des divers systèmes, leurs lésions, ont été décrites avec plus de précision. Les pyrexies et les maladies en général ont été groupées dans un ordre plus

---

(1) Pour peu qu'on réfléchisse sur cette susceptibilité, on trouve qu'elle vient de ce que les membranes sont formées en grande partie par les extrémités des vaisseaux et par les extrémités des nerfs. Le poumon n'est sujet à un si grand nombre d'affections que par ce qu'il est de tous les organes le plus vasculaire.

méthodique et dans un enchaînement plus serré. Les phlegmasies ont été réparties dans un certain nombre de cadres, dont chacun répond à un système de l'économie. Parmi les modernes, aucun médecin, à l'exception de Baglivi et de Bordeu, n'a plus contribué que l'auteur de la Nosographie à accréditer la médecine de Cos. Il n'en est aucun qui, dans sa pratique, ait été plus fidéle à cette méthode de l'expectation, qui est une conséquence de l'étude approfondie de l'organisme et des moyens de réaction qu'il possède. Si j'osais anticiper sur le jugement de la postérité, je parlerais de cet amour du vrai, qu'il faut compter au premier rang parmi les élémens sublimes dont se compose un génie supérieur, et de cette simplicité patriarcale qui a attiré à M. Pinel beaucoup plus d'amis, que ses ouvrages ne lui ont attiré d'admirateurs.

C'est dans la Critique de la Nosographie que j'ai publié qu'il n'existe point de fièvre essentielle, opinion qui a servi d'échafaudage à un système qui réduit toutes les maladies aigües et la plupart des maladies chroniques à l'inflammation, qui rapporte toutes les inflammations à un surcroît d'excitation générale et confond toutes les indications dans une seule, dans lequel on ne trouve presque jamais de milieu entre ce qui est trivial et ce qui est faux. Quels sont les motifs qui ont pu me donner assez de constance pour en supporter la lecture, et assez de dévouement pour en entreprendre la réfutation ? Un système de médecine inté-resse le corps social : il peut exercer une grande influence sur l'état de la population, sur sa dé-génération ou sur sa vigueur. M. le docteur Brous-sais s'est hâté d'avancer que les tables de la mor-talité déposaient en faveur de sa doctrine (1). Ce sont ces tables que je lui oppose : malgré l'accrois-sement de l'industrie et de l'aisance, la progres-sion de la mortalité est devenue remarquable d'an-née en année dans le département de la Seine (2). Lorsqu'il s'agit de peser des produits qui ont une si grande importance, les faits doivent être recueillis avec la plus rigoureuse précision et comparés avec la plus sévère équité. Je serais donc autorisé à révoquer en doute l'exactitu - de d'une appréciation, par cela seul qu'elle est vague, et qu'elle n'est accompagnée d'aucune pièce authentique. Pour la contredire, je trouve toute sorte d'avantages dans les statistiques dres-

(1) Examen des Doctrines médicales. . . . . . Paris, 1821, page XII de la Préface.

(2) Voyez, à la fin du volume, les Tables nécrologiques du département de la Seine, depuis 1816 jusqu'en 1823.

sées, dans un but étranger à cette discussion, par des hommes dont l'impartialité ne peut être suspectée, et dont les moyens sont à l'abri de toute objection. J'aurais desiré qu'il me fût permis d'être généreux, et d'épargner à M. Broussais l'humiliation qui, dans une matière aussi délicate, suit toujours une assertion qui est trouvée fausse. Loin de moi la pensée d'ajouter à ses déplaisirs ! mais, « comme il s'agit ici d'une » science qui influe si puissamment sur le bonheur de la société, j'ai cru qu'un honnête » homme ne devait pas le sacrifier à des considérations locales et temporaires » (1).

Cet écrivain s'est cru obligé de couvrir d'une pompeuse justification la virulence de ses diatribes : « c'est en flétrissant l'erreur, en faisant » ressortir à tous les yeux le ridicule qui la » caractérise, que l'on parviendra à dégoûter » les lecteurs des ouvrages qui en portent le » sceau (2). »

Ho ! ho ! flétrir l'erreur ! docteur Broussais, quelles couleurs avez-vous mises en réserve pour peindre la cupidité et la fourberie ? à travers votre indignation on démêle que vous êtes un

---

(1) Examen des Doctrines médicales, page x et xi de la Préface.

(2) Ibid., ibid. page xi.

bon homme : vous vous contentez de taxer de ridicule les erreurs qui, lorsqu'il s'agit de la vie ou de la santé, sont toujours dangereuses.

Quoique M. Broussais donne aux critiques le précepte de ne point avoir d'entrailles, j'avoue que les miennes ont été émues par le pathétique répandu çà et là dans ses ouvrages. « Formez » un tableau aussi vrai qu'animé du malheu- » reux livré aux angoisses de la douleur ; dé- » brouillez-moi par une savante analyse les cris » souvent confus des organes souffrans ; dirigez » mon attention vers le douloureux mobile du » désordre qui frappe mes sens, afin que j'aille » y porter avec sécurité le baume consola- » teur qui doit terminer cette scène déchi- » rante (1)! » Des organes qui crient ; des cris qu'il faut analyser et débrouiller ; l'attention d'un médecin, qu'il faut diriger alors que ses sens sont frappés ; un désordre qui a un mobile, et qui plus est, un mobile douloureux..... A qui M. Broussais demande-t-il un tableau aussi vrai qu'animé de la maladie ? On ne le sait point : ce qu'on doit apprendre, c'est que, lorsqu'il aura été tracé, le succès du baume sera infaillible.

____

(1) Examen de la Doctrine médicale, etc.... Paris, 1816, pag. VIII de la Préface.

M. Broussais est sûr de son fait. Dans les sciences dont le perfectionnement est dû à l'esprit d'observation, on ne peut créer de nouveaux rapports, opérer une révolution durable, si l'on n'est pourvu d'un jugement sain. Or, rien n'est plus opposé à un jugement sain, qu'une imagination déréglée. Je pourrais égayer le lecteur par un grand nombre de passages non moins risibles que ceux que je viens de citer : il est probable que quelque auteur comique en fera son profit. Alors, les déclamations du réformateur de la médecine ne seront point stériles ; elles auront servi à guérir le spleen.

Cheminons : « Ce n'est pas assez de savoir quel » est l'organe malade ; il faut encore déterminer » pourquoi il l'est (1), comment il l'est, et de

---

(1) Cette perquisition des causes est utile dans une pratique affranchie de tout système exclusif, parce que la médecine est plus heureuse lorsqu'elle attaque les causes des maladies, que lorsqu'elle n'attaque que leurs symptômes : mais à quel résultat peut-elle mener les partisans de la nouvelle théorie ? Ont-ils coutume de s'élever à des considérations autres que celle de l'irritation ou de la phlegmasie ? Soit qu'une ophtalmie dépende de l'influence d'une atmosphère humide et débilitante, soit qu'elle dépende de l'influence d'un stimulant ; qu'une fluxion dépende d'une turgescence lymphatique, ou qu'elle dépende de la surexcitation des vaisseaux sanguins ; qu'une hémorragie ait lieu chez un sujet robuste, ou qu'elle ait lieu dans un sujet usé ; quel que soit le siége de la douleur, quelle qu'en soit la cause, quelle que soit la

» quelle manière il est possible de faire qu'il ne
» le soit plus ; car c'est en cela que consiste la
» connaissance de ce qu'on doit entendre par la
» nature d'une maladie (1). » Personne ne contestera que la connaissance de la nature de la
maladie d'un organe consiste à savoir comment
il est malade : car savoir comment il est malade, ou connaître la nature de sa maladie, sont
un même savoir. Quant à la connaissance de la
cause, elle n'est pas absolument nécessaire pour
arriver à la connaissance de la maladie. Il est
beaucoup de maladies dont on ignore la cause et
dont on connaît parfaitement la nature ; ai-je
besoin d'ajouter que la connaissance de la nature
d'une maladie ne consiste nullement dans la
connaissance des moyens curatifs? La découverte de la cause nous aide quelquefois à découvrir la nature de la maladie même ; et ces deux
données réunies concourent à l'indication du
traitement. Voyez combien il est pénible de décomposer un amas de signes qui n'expriment
rien, ou qui n'expriment que des idées dispa-

---

période de la maladie lorsqu'elle se manifeste, quel que soit l'état
des forces, quelle que soit la couleur des tégumens, les sangsues
sont là. . . . . . .

(1) Examen de la Doctrine médicale généralement adoptée,
page 413.

rates ! Un des contrastes les plus choquans est celui qui naît de faux rapprochemens qu'on présente comme des axiômes, et de trivialités auxquelles on s'est efforcé de donner les allures d'une sentence. Je ne serai point accusé d'avoir choisi ce qu'il y a de plus incohérent ou de plus bizarre ; jusqu'ici, je n'ai point dépassé les généralités. Toutes les fois que je me suis déterminé à rendre public mon jugement sur des ouvrages de médecine, j'ai eu le dessein d'être juste ; et de même que je n'ai pas mis en balance le petit amour-propre des auteurs avec les grands intérêts de la science, de même je n'ai jamais oublié les convenances d'une profession qui compte les passions au nombre des maladies. J'ai fait un assez grand nombre d'épreuves pour ne plus me laisser éblouir, ni par des annonces fastueuses, ni par les louanges que les écrivains se donnent à eux-mêmes dans les journaux. Qui n'a point été trompé par ce manége? Quel est le lecteur à qui il n'est arrivé plus d'une fois de ne trouver que des illusions là où il avait espéré rencontrer une découverte, ou de ne trouver qu'un fou, là où il avait espéré rencontrer un homme de génie ?

« M. Broussais sent *à merveille* combien sa » doctrine gagnerait à être présentée par un

» Rousseau ou par un Buffon. (1) » Voilà de quoi dissiper l'étonnement que m'avaient causé d'abord le pathétique et la véhémence de ses discours. Il me semble pourtant qu'une doctrine, quand elle est fondée en raison, n'a pas besoin d'ornemens. Les malades n'ont pas l'indiscrétion de demander aux médecins des morceaux d'éloquence : ce qu'ils demandent, c'est d'être guéris. Au reste, quoique cette doctrine ne soit présentée ni par un Rousseau, ni par un Buffon, M. Broussais compte sur son succès : pourquoi? parce qu'elle doit nécessairement triompher. Et pourquoi doit-elle nécessairement triompher? parce qu'elle est excellente. « Ce qui m'inspire » cette confiance, ajoute-t-il, c'est que j'ai cons- » tamment observé que, parmi les jeunes gens à » qui je l'ai développée, ceux qui sont remar- » quables par la rectitude de leur jugement » l'ont saisie avec avidité (2). » Ainsi, M. Broussais trouve dans la sagacité de ses prosélytes une présomption en faveur de l'excellence de sa doctrine, et dans l'excellence de sa doctrine, une présomption en faveur de la sagacité de ses prosélytes.

---

(1) Examen des Doctrines médicales, Paris, 1821, page VIII de la Préface.

(2) *Ibid.* *ibid.*

Nul n'aura de l'esprit, hors nous et nos amis.

Je ne sais s'il ne prendra point fantaisie à quelqu'un de chercher dans un aveu aussi naïf la mesure de la capacité de l'auteur. Il ne traite pas ses antagonistes avec les mêmes égards : il leur reproche d'avoir substitué les injures à la réfutation, et d'avoir mis au jour des libelles (1) : ces plaintes sont trop vagues pour ne pas être confondues avec celles des auteurs qui ne trouvent point dans leur philosophie assez de ressources pour panser les blessures de leur amour-propre. Elles seraient accueillies avec moins de défiance, si M. Broussais avait donné l'exemple de la modération. Plusieurs éloges de la nouvelle doctrine ont été publiés sous le voile de l'anonyme ; et parmi ses apologies, il en est qui ne portent d'autre garantie que la signature d'un personnage fantastique. De perfides insinuations, des imputations outrageantes, ont été dirigées contre des praticiens recommandables, qu'on a eu l'impudeur de désigner par des lettres initiales. Je veux, pour l'honneur de M. Broussais, attribuer une partie de ces excès au fanatisme de ses sectateurs. Toutefois les discussions polémiques sont soumises à un droit des gens, dont il ne sera point

---

(1) Ibid., pages III et IV.

superflu de rappeler quelques conditions : se ca-
cher, c'est faire preuve de lâcheté ou de faiblesse. Abriter sa réponsabilité derrière un nom
supposé, c'est être doublement vil ; c'est aspirer
à recueillir à-la-fois les produits de l'astuce et
les honneurs de la loyauté.

Je vais recommencer l'éducation médicale de
M. Broussais : pour lui, je vais descendre aux
notions les plus élémentaires. Il pourra, sans
que j'en sois orgueilleux, les copier une à une.
Après qu'il les aura copiées, il s'écriera comme
le fou du Pyrée : « Tout cela est à moi. » C'est
ainsi qu'il prétend que, le premier, il a *désessen-
talisé* la fièvre (1).

Mon opinion sur la non-existence des fièvres
essentielles a été imprimée en 1798, dix ans
avant que M. Broussais eût mis au jour l'Histoire
des phlegmasies chroniques, et dix-huit ans
avant qu'il eût mis au jour l'Examen de la doctrine médicale, etc. Je ne reproduirai point
ici le passage dans lequel j'ai énoncé cette opi-

---

(1) Dans sa réponse à un ouvrage de M. le docteur Fodéra,
intitulé. *Histoire de quelques Doctrines médicales comparées à celle
du docteur Broussais*. . . . . Journal universel de Sciences médicales, tome 24e. Voyez aussi, dans l'Examen des doctrines, la
140e proposition.

nion, parce qu'il est fort long (1). M. le docteur Fabret l'a cité tout entier dans un traité sur l'hypocondrie et sur le suicide, traité qui a obtenu le suffrage des médecins français et des médecins étrangers : les titres de M. Broussais à la propriété de ce qu'il appelle la découverte de l'ontologie médicale ne sont pas plus légitimes (2). Avant qu'il s'en fût occupé, je l'avais combattue avec persévérance, notamment dans ma Dissertation sur l'asthme, imprimée en 1803 (3). Avant M. le docteur Broussais, j'ai dit qu'une juste proportion entre la sensibilité et les stimulans est nécessaire pour l'exécution de toutes les fonctions ; que la santé dépend de ces proportions (4). Avant M. Broussais, et dans la ré-

---

(1) Voyez, dans l'Analyse critique de la Nosographie, les pages 28 et suivantes.

(2) Examen des Doctrines médicales, page VII de la Préface.

(3) *Nullum in pathologiâ, neque in physiologiâ, problema solvit entis metaphysici abstractique hypothesis. . . . . . Ut vita à phœnomenis, sic principium vitale ab actionibus pendet. Qui igitur in sanitate vigere id principium, in morbis languere, ad mortem extingui conclamitant, qui naturam athletarum more ad certamina accinctam fingunt, nequaquàm ad causarum explanationem processére.* »

. . . . . *Hic rursùs illudit abstractionum abusus ; natura de quâ agitur est omnium corporis facultatum coalitio. Neque vult, neque intelligit. Itàque repulsum, reactionem quamlibet spontaneam sola parit organorum structura. . . . . . indè liquet quàm futiles et vanœ sint explicationes principii vitalis hypothesi extortœ ! . . . etc., etc.*

(4) Voyez le Recueil périodique de la Société de Médecine, avril, 1816.

futation d'un mémoire de M. Hurtado, j'ai cen-
suré l'usage du quinquina dans beaucoup de fièvres, et l'usage des émétiques dans le plus grand
nombre (1). Que d'auteurs ont droit à de plus
grandes restitutions ! M. Broussais a dépouillé
et ceux qui vivent et ceux qui sont morts ; tous
ses plagiats n'ont abouti qu'à enfanter une chi-
mère.

Parmi les causes qui ont favorisé le règne de ce
système il faut compter l'apathie des médecins
qui n'ont point le courage de penser par eux-
mêmes (2), et la vanité de ceux qui craignent
qu'on ne les accuse d'être subjugués par la routine
et de n'avoir pu s'élever au niveau des nouvelles
connaissances. Ajoutons à cela que les siècles qui

---

(1) « Je le dis hautement : l'usage indiscret des évacuans
» produit plus de fièvres pernicieuses que n'en produisent les exha-
» laisons des marais. La plupart des praticiens font vomir, dès
» le début d'une fièvre, quelle qu'elle soit. Les purgatifs sont
» moins prodigués et plus nuisibles. C'est après de tels essais
» qu'on impute au caractère de la fièvre un accroissement ou
» une dégénération qui est le résultat de médicamens prescrits
» sans mesure et sans indication. Ce que je viens de dire de la
» dégénération des fièvres intermittentes en fièvres pernicieuses
» est applicable à la dégénération des rémittentes et des continues
» en putrides et en ataxiques. . . . » Ibidem, juin 1816.

(2) Baglivi a noté cette apathie, comme un des obstacles qui
ont retardé les progrès de la médecine. — *Praxeos med.*, *lib.* 1,
cap. 7.

ne sont pas féconds en grands talens ne sont pas féconds en bons juges. Aussi, peu de siècles ont-ils offert plus de chances à l'audace et plus d'encouragemens à la médiocrité, que celui dans lequel nous vivons! Il n'est en France, je pourrais dire en Europe, aucun médecin qui se soit placé à une assez grande hauteur pour que son opinion fasse autorité (1) : de là, cette anarchie dans les prétentions, qui n'est contenue par aucune digue; cette forfanterie qu'enhardit la crédulité du vulgaire, et à laquelle se joint une tactique remplie d'artifice. L'issue d'une maladie est encore moins subordonnée aux moyens qu'on emploie pour la combattre, qu'elle n'est subordonnée à la nature de la maladie et à la constitution du sujet. Voilà pourquoi il se commet tant de fautes qui n'ont point un résultat funeste. Voilà pourquoi une pratique dominante doit être jugée, non d'après des faits particuliers, mais d'après les faits généraux. Le nombre des malades qui ont résisté aux saignées excessives est-il plus grand que le nombre de ceux qui ré-

---

(1) Il y a en Europe un grand nombre de médecins distingués, mais chaque siècle ne produit pas un médecin qui fasse époque, qui exerce sur les opinions cette espèce de magistrature, à laquelle on ne parvient que par les plus hautes conceptions et par les succès les plus éclatans.

sistaient aux émétiques et aux purgatifs (1)? N'y a-t-il pas aussi un grand nombre de malades qui ont résisté à l'application des autres systèmes et même aux recettes empiriques qui se disputent la population de la France?

Depuis quelques années, le domaine de la médecine a été envahi par les sophismes et par les subtilités : des distinctions sans fond, des nomenclatures sans justesse, de fausses interprétations, des hypothèses abstraites, des théories insensées y ont répandu d'épaisses ténèbres. Je n'entreprendrai point de remonter aux causes de cette décadence qui a suivi de près la mort de Bichat, ni de décider si les dogmes de la science ont subi de plus rudes atteintes que les mœurs de la profession, ou si les mœurs de la profession ont subi de plus rudes atteintes que les dogmes de la science (2). Le charlatanisme a emprunté toutes sortes de déguisemens. Qui pourra préserver la médecine de l'abaissement dans lequel elle est près de tomber ? Qui pourra lui rendre l'éclat qu'elle avait acquis dans le siè-

---

(1) Voyez, à la fin du volume, les Tables nécrologiques du département de la Seine.

(2) Chaque profession a ses mœurs. Elles sont comme l'ensemble des devoirs que cette profession impose, et des vertus auxquelles elles permet d'atteindre.

cle précédent et même dans les premières années du siècle actuel? qui pourra mettre un frein à la témérité de cette troupe de médicastres qu'une discipline trop relâchée a rendu si nombreux et si redoutables, milice toujours prête à former le cortége des chefs de secte, parce que n'ayant aucune culture, elle ne peut avoir aucun terme de comparaison ?

Je sais que, dans quelques hospices de Paris, des médecins ont fait l'essai de la nouvelle doctrine : je m'empresse de rendre un hommage public à leurs talens et à leur bonne foi ; mais je sais aussi qu'ils ne l'ont jamais adoptée sans de grandes restrictions, et que, guidés par l'observation, ils s'en éloignent chaque jour davantage.

La bienveillance avec laquelle le peu d'écrits que j'ai publiés a été accueilli m'a fait contracter une dette : je voudrais l'acquitter par d'utiles travaux. Puisse celui-ci mériter l'approbation des praticiens qui ont un esprit assez élevé pour n'être ni asservis aux préjugés de la routine, ni séduits par les prestiges des innovations ; qui ne mettent jamais leur amour-propre aux prises avec leur conscience, et qui ont conservé le sentiment de la véritable gloire !

———

RÉFUTATION

DE LA DOCTRINE MÉDICALE

DE

M. LE DOCTEUR BROUSSAIS,

ET

NOUVELLE ANALYSE DES PHÉNOMÈNES DE LA FIÈVRE.

CHAPITRE PREMIER.

Physiologie.

Dès les premières pages de son livre, M. Broussais s'est égaré dans les déserts de l'ontologie. Il crée une puissance qui reste indéterminée. En exagérant l'influence du calorique, il confond les instrumens de la vie dans le végétal, qui adhère au sol, qui s'y nourrit, dont la vie est entretenue par un petit nombre d'agens parmi lesquels le calorique èst le plus important, avec les instrumens de la vie chez les animaux. Avant d'aller plus loin, je veux essàyer de terminer une contestation qui divise les écoles, depuis que la doctrine de Brown a paru.

Quelle est l'influence du calorique? quelle est l'influence du froid? Chacune d'elles est relative : le calorique fortifie, en aidant la circulation et l'action stimulante du sang. A son tour, le froid fortifie, en augmentant la contractilité par une sorte d'action mécanique (1). L'excès de l'un affaiblit, comme l'excès de l'autre; l'excès de la chaleur, en diminuant la contractilité; l'excès du froid, en empêchant ou en modifiant la circulation. Aussi la propriété stimulante du calorique est-elle plus manifeste lorsqu'il est opposé à un excès de froid.

Il est impossible de déterminer d'une manière absolue quel est le degré auquel le froid commence à être asthénique. Plusieurs circonstances augmentent ou diminuent son influence : 1° le tempérament ; 2° l'âge ; 3° le sexe ; 4° le régime alimentaire ; 5° l'habitude ; 6° le mouvement et le repos, etc.

Pendant la campagne de Russie, j'ai observé que le froid qui ne dépassait point quatorze degrés était tonique, toutes les fois que la nourriture se trouvait en rapport avec les besoins. La disette a coïncidé avec l'accroissement du froid, porté du 22ᵉ au 26ᵉ degré, concours d'autant plus funeste que celui-ci double l'activité des organes de la digestion. Il a péri proportionnellement moins de femmes que d'hommes. La période de l'âge dans laquelle il y a eu le moins de mortalité a été de la 28ᵉ à la 45ᵉ année. Les soldats nés dans le Midi de la France ont opposé au froid

---

(1) J'ai publié une observation de guérison de leucophlegmatie par le froid et par le mouvement, *Recueil périodique de la Société de médecine*, tome 57, *page* 196.

plus de résistance que les soldats nés dans les départemens septentrionaux.

Dans les espèces d'animaux dont le système nerveux
est très-petit, la température atmosphérique doit influer d'avantage sur le développement des phénomènes
de la vie : pourquoi? Le calorique est le principal mobile de la circulation du sang; et dans ces animaux la vie
est plussubordonnée au système vasculaire qu'au système
nerveux. Le cerveau d'une marmotte n'a pesé que deux
gros vingt grains, tandis que le foie pesait trois onces,
cinq gros : le cervelet ne pesait que cinquante-quatre
grains. Dans ce peu de mots, je viens de résoudre le
problème physiologique de l'hibernation. Cet état de
torpeur vient de ce que les animaux qui y sont sujets
n'ont point une assez haute dose de sensibilité pour
suppléer aux stimulans ordinaires.

Revenons à la physiologie de M. Broussais : « La
» composition des organes et des fluides est une chimie
» particulière à l'être vivant (1) ». S'il voulait expliquer la composition des minéraux, il dirait qu'elle est
une chimie particulière aux minéraux; et s'il voulait
expliquer l'action des organes, le mouvement des
fluides, il dirait sans doute qu'ils sont une physique
particulière à l'être vivant ; ce qui est fort lumineux.
Il suppose que cette chimie est mise en action par la
puissance dont il ne nous a point révélé l'origine,
comme s'il était besoin d'une puissance pour mettre une

---

(1) Proposition 6.

chimie en action, comme s'il pouvait y avoir une chimie sans action! Et pour quelle fin est-elle mise en action? « Pour composer les organes, pour leur » donner la faculté de sentir; et de se mouvoir en se » contractant ». La sensibilité et la contractilité sont donc le produit d'une puissance *qui est mise en jeu par le calorique* (1), et qui met en action une chimie particulière à l'être vivant. Ce ne sont point des propriétés inhérentes à la fibre animale; elles ne sont point les mobiles de la vie; elles n'en sont que les témoignages (2). Voilà un exemple de l'entortillage inextricable qu'on trouve dans les ouvrages du docteur Broussais, et de l'obscurité à la faveur de laquelle il a caché la pénurie des pensées.

Qu'est-ce que les stimulans? Ce sont des corps qui produisent la stimulation ou l'irritation, c'est-à-dire, qui augmentent la sensibilité et la contractilité (3). L'auteur n'est pas plus heureux dans ses définitions que dans ses explications : pour qu'un corps soit classé parmi les stimulans, il suffit qu'il mette la sensibilité en action, ou qu'il détermine des contractions. Il n'y a là augmentation ni de la sensibilité, ni de la contractilité. Tout est stimulation dans les phénomènes ordinaires de la vie; cependant la sensibilité dévolue à chaque appareil reste la même. L'irritation appartient à l'état pathologique. Chaque fonction s'exécute par

---

(1) Proposition 5.

(2) Proposition 6.

(3) Proposition 7.

l'influence d'un stimulus particulier et d'une portion de la sensibilité générale. Il en est de même de l'action dés organes des sens : l'estomac est excité par les alimens, comme l'œil est excité par la lumière. Il n'y a qu'un stimulant qui soit commun à tous, et auquel aucun autre ne puisse suppléer, c'est le sang. Les fonctions ont été placées sur la même ligne que les facultés : sans l'exercice des fonctions la vie cesserait; et cet attribut est précisément celui qui les caractérise spécialement, qui les sépare des facultés, lesquelles agrandissent la vie, mais n'en sont point les moyens indispensables. Elles sont une extension de la vie. La locomotivité, la génération, sont des facultés; elles sont au-delà des fonctions. Les actions sont l'exercice des facultés. On peut établir cette gradation : *propriétés*, *fonctions*, *facultés*, *actions*. M. le docteur Chaussier a compté la sensibilité au nombre des fonctions. C'est une propriété qui a sa portion d'influence sur toutes. Elle diffère des fonctions autant qu'un agent diffère de ses produits.

On a divisé la sensibilité : elle est une; il n'y en a point de deux sortes. Outre que ces distinctions sont des subtilités, elles sont superflues. Pour rendre raison de tous les phénomènes, il suffit d'admettre le concours de la sensibilité et des stimulans. Ces deux mobiles peuvent se suppléer réciproquement, non d'une manière absolue, mais quant à leurs proportions : de là vient qu'un tempérament nerveux et un tempérament sanguin peuvent offrir les mêmes avantages pour la santé. Les tempéramens lymphatiques sont les plus sujets aux maladies. Par ces considérations on expli-quera aussi plusieurs phénomènes pathologiques. L'ac-croissement du stimulus fait sortir certains tissus de leur état d'insensibilité apparente. L'inflammation y excite de vives douleurs, en mettant en contact avec le stimulus les filets nerveux qui s'y distribuent. Leur sensibilité ne s'est point manifestée dans toutes les ex-périences qui ont été tentées pour la découvrir, parce que, dans toutes, l'irritant n'a point été appliqué sur les nerfs. Il est prouvé que ces tissus n'en sont point dé-pourvus, précisément par la sensibilité qui s'y déploie dans l'état morbide. Il ne saurait y avoir de douleur là où il n'y a point de nerfs (1).

Un stimulant peut suppléer à un autre : par exemple , un stimulant physique peut suppléer à un stimulant mo-ral , et *vice versâ* ; c'est ainsi qu'il arrive que l'action des poisons fait contracter même les muscles soumis à la volonté. Si l'on y réfléchit, on verra que la volonté est un stimulant moral (2).

---

(1) La comparaison d'un foyer de phlegmasie avec un sens est une subtilité. Les impressions reçues par les sens dépendent de la sensibilité habituelle de l'organe. La douleur produite par une phlegmasie dépend d'un stimulus accidentel. Celui-ci attire ou met en action la sensibilité, non-seulement sur les extrémités ner-veuses de relation, mais encore sur les autres nerfs, quels qu'ils soient. *Voyez la proposition* 36.

(2) On a rapporté les facultés et les passions au cerveau ou à tel autre appareil organique : c'est comme si l'on rapportait toute la sensibilité au cerveau ; il n'y a de siège que pour les perceptions. Les facultés ne sont que divers modes d'action de la sensibilité. Les

Ces rapprochemens font voir pourquoi les lésions des instrumens de la sensibilité sont plus funestes dans les tempéramens dans lesquels elle a plus d'influence sur la vie, et pourquoi la diminution des stimulans est plus funeste dans les tempéramens dans lesquels la vie est plus subordonnée aux stimulans qu'à la sensibilité ; pourquoi les progrès de l'âge rendent les stimulans plus nécessaires, pourquoi leur usage est où moins nuisible ou plus utile aux tempéramens sanguins ; pour-

---

passions ne sont que la sensibilité accaparée par un stimulant moral. Elles portent leur influence sur tous les organes. Où commence cette influence ? Bichat prétend qu'elle ne commence jamais dans le cerveau ; que dans les syncopes produites par les émotions de l'ame, l'affection 1re est dans le cœur (Recher. Physiol. sur la vie et la mort.) Quelle est la source de ce préjugé ? Il n'y a point au cerveau de phénomène appréciable par les sens et qu'on puisse comparer aux contractions du cœur. Aussi, quelle que soit l'action des irritans et des sédatifs sur le 1er de ces organes, elle ne peut être constatée que par les phénomènes qu'elle détermine dans les autres. Il n'en est pas moins vrai que tous les irritans moraux et tous les sédatifs de même nature portent d'abord leur influence sur le cerveau. Tous les autres résultats sont une conséquence de celui-ci. Qu'on compte parmi ces résultats la diminution, l'interruption des contractions du cœur, ou la suspension de la vie extérieure, la cause est la même. Mais lorsque la syncope vient de l'insuffisance des stimulans physiques, il faut en chercher la cause dans les organes de la vie intérieure, qui doivent entretenir et transmettre le stimulus, et non dans le cerveau, qui doit être excité. Alors la cause 1re est tantôt dans les poumons, comme dans l'asphyxie, tantôt dans le cœur, comme dans l'anévrisme, tantôt dans l'estomac, comme dans l'abstinence.

quoi la nourriture des enfans est si différente de celle des autres âges ; pourquoi les enfans résistent plus que les adultes, les jeunes gens plus que les vieillards et les femmes plus que les hommes, aux copieuses saignées; pourquoi, après l'abus de ce moyen, les personnes d'une constitution lymphatique et celles qui ont une constitution sanguine succombent plus rapidement ou sont plus long-temps à se rétablir, que les personnes d'une constitution nerveuse. En général, le cours menstruel est plus abondant chez les femmes qui ont les cheveux noirs et un tempérament nerveux, que chez les femmes qui sont blondes et d'un tempérament sanguin. (Personne, si je ne me trompe, n'avait observé ce contraste ou ne l'avait expliqué.)

Je remplirais un volume, si j'exposais tous les problèmes susceptibles d'être résolus par les mêmes données. Si la saignée est dangereuse pendant le travail de la digestion, ce n'est pas seulement parce qu'en diminuant le stimulus elle diminue la contractilité nécessaire à l'absorption ; c'est encore parce que la sensibilité étant amassée sur les organes dans lesquels la digestion s'exécute, elle n'est point répartie avec assez d'égalité pour suppléer à la diminution du stimulus. Une douleur violente, qui se manifeste immédiatement après le repas, commande plus de circonspection sur la prescription de la saignée. Alors la douleur occupe une grande partie de la sensibilité ; elle la détourne de l'estomac et rend la digestion plus lente. C'est à l'influence d'une grande somme de sensibilité suppléant au stimulus, qu'on doit attribuer la longue résistance que les personnes éminemment nerveuses opposent à des maladies organiques auxquelles les individus qui ont une autre constitution succombent, après une lutte beaucoup moins longue. Une hémorrhagie produite par une blessure a vidé presque entièrement les vaisseaux : si le système nerveux prédomine dans la constitution du sujet, la vie ne s'éteindra point. Réduite d'abord à des termes infiniment petits, elle recouvrera toute son énergie lorsque le stimulus aura recouvré ses proportions ordinaires. La convalescence, après les fièvres qui ont eu une longue durée ou une grande violence, rend évidente cette inégalité entre la sensibilité et les stimulans dans la part qu'ils ont à la détermination des phénomènes de la vie. Les nerfs ont conservé ou recouvré leur puissance ; souvent ils ont acquis plus de susceptibilité pour les impressions, tandis que la maigreur, la pâleur, la lenteur dans les mouvemens, l'œdème de certaines parties, prouvent que le système sanguin a subi des pertes qui ne sont pas encore réparées. C'est aux dépens de ce système que se déploie le surcroît d'activité dans les sécrétions et dans les excrétions qu'on observe dans la plupart des maladies, et qui dans quelques-unes contribue à la guérison.

Plus la sensibilité est développée, plus la réaction est prompte et facile. La sérosité a commencé à s'amasser sur une membrane : si le malade n'a qu'une sensibilité médiocre, la quantité de ce fluide s'augmentera chaque jour, jusqu'à ce que l'hydropisie soit manifeste. Au contraire, s'il a beaucoup de sensibilité, la sérosité sera résorbée. L'enflure , les congestions en général sont moins fréquentes dans les tempéramens nerveux que dans les autres tempéramens. C'est aussi parce que les proportions de la sensibilité peuvent , jusqu'à un certain point, suppléer au stimulus , qu'il arrive qu'une personne très-nerveuse, après avoir été exposée aux exhalaisons des marais, n'a qu'une fièvre intermittente ordinaire , tandis qu'une autre personne d'un tempérament différent, qui dans les mêmes lieux et avec les mêmes circonstances a été exposée aux mêmes émanations , est frappée d'une fièvre pernicieuse.

On cherchera toujours en vain dans la forme de la tête l'indice de telle ou telle disposition innée, d'une faculté ou d'une passion prédominante. Mais les médecins qui voudront rassembler un grand nombre d'observations trouveront dans le volume de la tête la mesure de la résistance que l'homme peut opposer aux maladies, ou des moyens qu'il a de les éviter. (1) Dans les diverses classes d'animaux, la durée de la vie est en raison directe de la masse proportionnelle du cerveau (les exceptions sont rares). La rapidité avec laquelle les animaux croissent est en raison inverse de cette même masse. (2) Les femmes sont plus vivaces

---

(1) Je n'ai pas besoin d'avertir qu'il ne peut être question ici du volume de la tête qui est dû à un état pathologique.

(2) Le développement et la force du système musculaire sont en raison directe du volume des poumons. Aussi les oiseaux jouissent-ils d'une double faculté de locomotion, la marche et le vol.

que les hommes. Les maladies contagieuses moisson-
nent ordinairement beaucoup plus d'hommes que de
femmes.

La vie est plus dépendante des stimulans à mesure
que la sensibilité décroît. On a cherché les moyens de
la prolonger. Ils ne sont point difficiles à découvrir
pour quiconque connaît l'organisation. Ils consistent
à user des stimulans avec assez de modération pour
que la sensibilité soit dépensée avec économie, et à en
user avec une progression si bien observée, qu'elle soit
proportionnée à la diminution successive de la sensibilité. Ce n'est point sans quelques regrets que je mêle
des considérations de la plus haute physiologie à la réfutation d'une doctrine qui n'est remarquable que par
son absurdité.

Il est difficile de concilier la division des sens en
externes et en internes avec la division de la vie en
vie extérieure ou de relation, et en vie intérieure
ou organique. M. Broussais les admet l'une et l'autre,
parce qu'il établit dans la muqueuse interne le foyer
de la vie et un point de départ des sympathies. (1) Si,
pour assimiler les attributs d'un tissu de fibres aux attributs des sens, il suffit qu'il puisse recevoir une impression, tous seront au même niveau : il n'en est aucun
qui soit à l'abri de la douleur. Mais si la dénomination
de sens suppose la fréquence, la vivacité des impressions et par conséquent une plus haute dose de sensi-

---

(1) Voyez la proposition 13.

bilité, il n'y aura de sens internes que dans les origi-
nes de la membrane muqueuse; elles sont pourvues
plus ou moins abondamment de nerfs venant du cerveau. Le foie, les poumons, les autres viscères ont
aussi des nerfs cérébraux, mais en petite quantité.

Voici une proposition remplie de contrastes et de
subtilités (1). Il ne peut y avoir de perception sans stimulation : ainsi autant vaut dire « que toutes les per-
» ceptions parcourent l'ensemble du système nerveux
» de relation ». Par conséquent, l'impression de la
lumière s'étend des nerfs optiques aux nerfs auditifs,
et l'impression du son s'étend des nerfs auditifs aux
nerfs optiques. Il n'y a ici ni exagération, ni commentaire; je fais ressortir par un exemple ce que l'auteur a
voulu dire, ou ce qu'il a dit. Cette proposition renferme l'hypothèse d'une communauté d'impressions entre
tous les viscères et tous les sens, communauté qui
n'existe que pour les impressions de douleur ou de plaisir
qui ont une grande intensité. Une violente douleur se
communique, non-seulement au système nerveux de
relation, mais encore à tout le système nerveux de la
vie intérieure. Il n'en est pas de même des perceptions
ordinaires. On n'est pas plus fondé à supposer que

---

(2) « Toute stimulation capable de procurer au cerveau une
» perception parcourt l'ensemble du système nerveux de rela-
» tion. Elle va donc se répéter dans les membranes muqueuses,
» d'où elle est encore renvoyée au centre de perception qui la
» juge d'après l'avis du viscère auquel appartient la membrane
» muqueuse, et qui se détermine à l'action, d'après le plaisir ou
» la douleur qu'il perçoit. »... Proposition 15.

celles qui se répètent dans les membranes muqueuses , *soient renvoyées au cerveau*. Elles n'ont pas cessé de l'occuper; elles ne s'y sont point effacées : elles se sont communiquées sans se déplacer. S'il en était autrement, le cerveau serait le but , et il ne serait pas le centre des perceptions. Ils les réfléchirait toutes et n'en retiendrait aucune. Ce langage assimile les perceptions à un corps qui ne peut être en même temps dans deux lieux différens.

« Le cerveau les juge d'après l'avis du viscère au-
» quel appartient la membrane muqueuse » : comme si une impression , ou (pour parler la langue de M. Broussais) une stimulation pouvait être transmise au cerveau , sans qu'il acquière la conscience de ce qu'elle est pour l'organe qui la lui transmet , et comme si cette conscience ne lui suffisait point pour la juger ; comme si l'on pouvait supposer que les stimulations , susceptibles d'être perçues et d'être jugées , ont pu avoir lieu d'abord à l'insu et sans la participation du cerveau.

Avant d'arriver à la fin de sa proposition, M. Broussais oublie que la stimulation « va se répéter dans les » membranes muqueuses. » Le cerveau n'a donc point à prendre l'avis d'un viscère seulement , mais de tous ceux qui sont tapissés par cette membrane. Nous croyons pourtant que, dans la perception d'un danger imminent, le cerveau assume sur lui la responsabilité d'un jugement qu'il prononce tout seul. M. Broussais compte beaucoup sur l'insouciance de ses contemporains , lorsqu'il leur débite de semblables rêveries.

Quel est le rôle de la chimie vivante ? (1) 1º Elle détermine l'absorption, l'assimilation ; 2º elle concourt à déterminer le mouvement des fluides *extravasés, qui cheminent entre les fibres* (2), et le mouvement des fluides dans les organes sécréteurs ; 3º elle concourt à opérer la nutrition ; 4º à opérer dans chaque glande une sécrétion particulière ; 5º à développer l'embryon dans l'utérus. Elle est subordonnée à la puissance créatrice. Quelle est cette puissance ? Si elle est hors de l'économie, son intervention ne doit pas être limitée à certains actes. Si elle est dans l'économie, elle ne peut être considérée que comme l'ensemble des divers mobiles : alors elle ne doit pas être distinguée de la chimie vivante.

La puissance créatrice est indépendante du cerveau : l'assimilation, l'absorption, les sécrétions, la nutrition, auxquelles elle préside par l'entremise de la chimie vivante, sont des mouvemens intérieurs qui s'exécutent sous les auspices des nerfs ganglionnaires, et

---

(1) Dans une seconde édition, l'auteur nous apprendra sans doute ce qu'il faut entendre par la chimie vivante, et à distinguer une chimie qui vit d'une chimie qui ne vit pas. Est-ce la chimie vivante qui produit la détonation de l'irritation sur le cerveau ? *Proposition* 152ᵉ. M. Broussais a souvent entendu le canon.

(2) Qu'on ne m'accuse point ! je copie.... M. Broussais prétend que ces fluides ne sont pas mus uniquement par les affinités de la chimie vivante, qu'ils sont mus en partie par le cœur. Quelle action le cœur peut-il exercer sur le mouvement de fluides qui sont hors des vaisseaux ? Voyez la proposition 22ᵉ.

hors de la sphère d'activité du centre cérébral (1). La distribution des fluides et les excrétions sont confiées à la sensibilité et à la contractilité. (2) On voit qu'elles ne sont pas en première ligne, que leur influence est très-bornée, qu'il y a des phénomènes très-importans, qui sont attribués à la chimie vivante. On voit aussi que l'économie animale n'est point régie par un petit nombre de lois générales. Il n'y a point d'uniformité dans les mobiles intérieurs qui entretiennent la vie : là où la chimie vivante exerce son influence, la sensibilité et la contractilité n'ont que faire. Là où la sensibilité et la contractilité agissent, la chimie vivante reste inactive. Exceptons pourtant l'absorption, qui commence sous les auspices de la chimie vivante, et qui s'achève sous les auspices de la sensibilité et de la contractilité (3). Quel cahos! La contractilité n'influe-t-elle point sur les sécrétions? Prenons pour exemple celle de la bile : elle est modifiée par les affections tristes, qui sont des débilitans. Les maladies du foie, soit aiguës, soit chroniques, sont plus fréquentes dans les climats chauds que dans les climats froids, parce qu'une température élevée diminue la contractilité.

L'auteur a placé toutes les stimulations au même niveau. « Pendant qu'elles cheminent dans l'appareil » nerveux des viscères, elles déterminent des mouve- » mens dans les muscles qui en font partie, modifient

---

(1) Voyez la 29ᵉ proposition.

(2) Proposition 23ᵉ.

(3) Proposition 21ᵉ.

» la circulation des fluides qui les parcourent, et pro-
» duisent même des contractions involontaires dans
» les muscles locomoteurs (1). » Heureusement, les stimulations qui cheminent dans l'appareil nerveux des viscères sont rares. Sans cela la circulation et les sécrétions
seraient exposées à des variations presque continuelles.
Ce ne sont que les stimulations beaucoup plus énergiques
qui peuvent soustraire les muscles locomoteurs à l'action
de la volonté, et par conséquent du cerveau, duquel
on peut dire qu'il n'exerce son empire que par la volonté, *tant qu'on le considère comme centre des impressions.* Si la stimulation est communiquée aux viscères, ce n'est point, comme l'auteur l'a imaginé,
parce que les nerfs de relation sont communs aux viscères et aux muscles locomoteurs (2). La stimulation se
communique aux viscères ou avant ou sans qu'elle se
communique aux muscles locomoteurs. Cependant les
premiers reçoivent peu de nerfs de relation, tandis que
les autres en reçoivent beaucoup. Dans tout ébranle-
ment violent dont la cause n'est pas dans le cerveau,
la douleur et les contractions atteignent les viscères
avant d'atteindre les muscles locomoteurs et les sens externes.

M. Broussais a isolé chacun des principaux mobiles :
il a parlé de leur influence comme s'ils n'étaient point
subordonnés l'un à l'autre. Il a établi qu'elle s'exerçait

---

(1) Voyez les 17ᵉ, 18ᵉ, 33ᵉ et 34ᵉ propositions.

(2) Proposition 18ᵉ.

dans un ordre successif, tandis qu'elle s'exerce dans un ordre simultané ; il y a simultanéité d'exécution dans les premiers rôles ; les puissances qui sont dans l'organisme même n'ont point d'interrègne. Certains stimulans externes varient, ils se remplacent, ils se suppléent : l'action de la sensibilité et du stimulus interne est permanente. Voilà pourquoi la vie s'éteint rapidement après les lésions profondes de l'encéphale, et après l'ouverture des gros vaisseaux. Il n'y a aucune vérité que M. Broussais n'ait ou dénaturée ou obscurcie, aucun axiome auquel il n'ait substitué une énigme ou un paradoxe (1).

Il y a plusieurs degrés dans les impressions : celle que les alimens font sur l'estomac est ordinairement locale ; elle n'est point transmise au cerveau. Mais ce qu'un stimulant ordinaire n'avait point déterminé, un stimulant plus énergique, tel que des alimens trop chauds, une liqueur très-alcoholique le détermine. Il n'est aucune impression, quelque superficielle qu'elle soit, à laquelle la sensibilité reste étrangère. Il n'est aucun mouvement auquel elle ne concoure, à cause de l'influence qu'elle a sur la contractilité et sur l'irritabilité. Les sensations ne deviennent des perceptions qu'autant que le *moi* en a connaissance ; quoiqu'il y ait des sensations qu'il ignore, ce n'est pas une raison de ne point les rapporter à la sensibilité (2). Répétons avec

---

(1) Voyez la proposition 20ᵉ et suiv.

(2) Proposition 35ᵉ.

un célèbre physiologiste que la nature a peu multiplié les principes d'action (1).

Bichat avait dit que la sensibilité des ganglions était moins marquée que celle de beaucoup d'autres organes (2) ; l'auteur a enchéri sur cette opinion : il représente les ganglions comme dépourvus de sensibilité : « ils recueillent celle des nerfs cérébraux, et la font » servir aux mouvemens indépendans du centre de » perception » : il ne peut exister des mouvemens indépendans de ce centre. « Ils ne transmettent point » les sensations au cerveau. » Il suivrait de cette hypothèse qu'une douleur aiguë de l'estomac ou des intestins ne serait point transmise au cerveau, s'il n'y avait dans ces viscères que les nerfs des ganglions. Au reste, selon M. Broussais, ces nerfs ne manquent ni de pouvoir, ni de discernement : 1° ils réglent et ils transmettent la stimulation d'un lieu à un autre ; 2° ils maîtrisent la volonté, dès qu'elle leur a fait parvenir la stimulation ; 3° ils la maîtrisent en faisant servir la force vitale de l'animal à la chimie vivante (3) ; ce qui signifie que la volonté met obstacle

---

(1) Bichat, Anat. gén., consid. génér.

(2) Ibid., pag. 227 et suiv.

(3) Cette force vitale ne peut être que le résultat d'un concours d'actions, voire même de la chimie vivante. L'auteur en fait un être indépendant. Si par la force vitale, il eût voulu désigner la sensibilité, il n'aurait pas eu besoin de la renfermer dans les vaisseaux. La sensibilité est une propriété ; elle n'est point une force.

à l'absorption, à l'assimilation, aux sécrétions; qu'il se livre, entre elle et les nerfs ganglionnaires, un combat dans lequel ceux-ci l'emportent; 4° enfin quand la somme de force vitale ne peut plus suffire aux deux grands ordres de fonctions, les nerfs ganglionnaires se ravisent; ils la détournent des fonctions de relation, pour la concentrer dans les fonctions nutritives; ils opèrent cette diversion en cumulant la force vitale et les fluides avec elle, dans les vaisseaux des viscères et surtout du cerveau; ce qui produit le sommeil (1). Ainsi, selon M. Broussais, la cause du sommeil n'est ni dans l'absence de quelques-uns des stimulans ordinaires, ni dans la diminution de la sensibilité à la suite d'une succession prolongée d'impressions. Elle est dans un état de spasme qui refoule les fluides de la surface du corps dans les viscères. Il est étonnant qu'il n'amène point la compression du cerveau, ou, tout au moins, les mêmes frissons que le commencement d'un accès de fièvre. d'après cet aperçu, il y a certainement gastro-entérite pendant le sommeil (2).

Nous venons de voir avec quelle habileté les nerfs ganglionnaires manœuvrent, et comment ils suppléent à la faiblesse de leurs moyens. Sans le témoignage de

---

(1) Voyez les propositions 28ᵉ, 29ᵉ, 30ᵉ et 31ᵉ.

(2) M. Broussais n'a jamais cherché pourquoi la durée du sommeil est en raison inverse de l'âge; pourquoi l'enfance est l'âge auquel on dort le plus. Ne serait-ce point parce qu'alors des impressions d'autant plus vives qu'elles n'ont point été émoussées par l'habitude donnent plus souvent aux nerfs le besoin du repos?

l'auteur, on aurait de la peine à croire qu'ils parviennent à faire des nerfs cérébraux leurs sujets et leurs instrumens (1).

Il a confondu les impressions vives avec les impressions ordinaires (2), les sensations externes avec les sensations internes. La plupart des sensations externes deviennent des perceptions et n'ont qu'un très-court trajet à parcourir : cela importe à la conservation de l'individu. Les actes les plus constans de la vie intérieure s'exécutent sans que le cerveau en ait la conscience ; les sensations sont rares ou elles sont obscures. Les sensations externes et les sensations internes ont cela de commun, que les premières ne se communiquent aux organes de la vie intérieure et ne troublent l'exercice des fonctions, et que les autres ne modifient l'action des organes de la vie extérieure, qu'autant qu'elles ont une grande intensité.

Il a confondu aussi les impressions qui résultent des stimulans moraux avec les impressions qui résultent des stimulans physiques, l'origine des mouvemens volontaires et l'origine des mouvemens involontaires. L'action des stimulans moraux commence dans le cerveau ; l'action des stimulans physiques commence dans les extrémités des nerfs. L'action de tous, quand

---

(1) « Lorsque l'irritation prédomine dans les viscères, les nerfs ganglionnaires la font refluer dans l'appareil de relation par les nerfs cérébraux. Propos. 32ᶜ.

(2) Proposition 15ᶜ.

elle est très-énergique , se propage aux autres parties du système nerveux , non à cause de *l'influence stimulante du cerveau* , mais parce que tous les agens de la sensibilité communiquent entre eux (1).

M. Broussais n'a point envisagé l'intelligence et la volonté comme ayant une existence indépendante ; il ne les a pas rapportées à un siége unique : il en fait la répartition aux divers organes. Ici c'est le cerveau qui envoie ses ordres (2) ; là ce sont les viscères qui donnent leur avis (3) ; ailleurs ce sont les nerfs ganglionnaires qui jugent et qui veulent (4). Qui ne croira, en voyant de si éminentes prérogatives, que les nerfs ganglionnaires et les viscères ne reçoivent point d'impulsion, que leur rôle n'est point subalterne ? Détrompons-nous : ils ne sont que les agens de la chimie vivante.

L'auteur suppose que le plaisir ou la douleur se mêlent toujours à l'exercice des facultés intellectuelles (5) ; cette supposition n'est vraie que lorsqu'elles s'exercent après des impressions qui ont commencé dans les organes de la vie intérieure , parce que là il n'y a que des impressions de plaisir ou de douleur ,

---

(1) Proposition 18. Le cerveau est stimulé et n'est point stimulant. L'auteur a commis la même faute que Brown.

(2) Proposition 28ᵉ.

(3) Proposition 15ᵉ.

(4) Proposition 31ᵉ et suiv.

(5) Proposition 51ᵉ.

tandis que le plaisir ou la douleur n'accompagne point toutes celles qui ont commencé dans les organes de la vie de relation.

L'instinct consiste dans des inspirations nées des besoins, dans des déterminations qui ont lieu sans le concours de la réflexion. Il est la première ébauche de l'intelligence. M. Broussais les a mis en opposition. Quelle que fût la distance de la base au sommet dans une échelle qui représenterait tous les degrés de l'un et de l'autre, l'intervalle entre l'instinct et l'intelligence n'est pas assez grand pour qu'on soit autorisé à dire : « Que » les facultés intellectuelles sont toujours avec un » mélange d'instinct (1) ». C'est comme si l'on disait qu'il y a un mélange de sensation dans le jugement, tandis qu'il n'y a que des gradations. Les facultés intellectuelles laissent l'instinct fort loin derrière elles ; quelquefois elles le neutralisent, mais seulement dans les impulsions qui dans l'animal ne se lient pas étroitement avec le soin de sa conservation. Que veut dire cette proposition ? « Il y a toujours dans les passions » instinct et facultés intellectuelles (2) ». Les passions troublent les facultés intellectuelles ; elles dépravent jusqu'à l'instinct. Elles viennent des désirs ; elles ne viennent ni de l'instinct, ni de l'intelligence. Elles produisent la folie, en accaparant la sensibilité, en déterminant une surexcitation. Le travail des facultés intellectuelles suit les passions dans l'homme, comme

---

(1) Proposition 50ᵉ.
(2) Proposition 48ᵉ.

les déterminations instinctives suivent les appétits dans les animaux. Si les passions ne sont que des sentimens de la nature, portés au-delà de leur mesure ordinaire, elles n'entraînent ordinairement un véritable désordre dans l'intelligence que par la résistance qu'elles éprouvent. Mais si l'on entend par passion, des affections qui ne sont point communes à tous les hommes, telles que la soif du pouvoir, des richesses, des honneurs etc., elles sont un commencement de manie. Comment exprimer tout ce qu'il y a de faux dans cette proposition? « Les passions sont, comme la » folie, le triomphe des vicères, et par conséquent de » l'instinct sur l'intelligence ; aussi produisent-elles » souvent la folie (1) ». Le triomphe des viscères ne peut-il pas s'accorder avec la raison et avec le repos de l'ame? Le premier de tous les instincts dans un animal est celui qui le porte à se nourrir, à défendre sa vie : cependant des maniaques refusent obstinément toute nourriture, ils se tuent. Est-ce là le triomphe de l'instinct sur l'intelligence? M. Broussais ne s'est pas souvenu que la folie est très-rare dans les animaux qui ne sont pas l'homme.

L'instinct ne détermine point les sensations ; il en est la suite (2).

Il faut une grande complaisance pour ne point fermer un livre, quand on y a lu que : « Lorsque l'animal

---

(1) Proposition 47ᵉ.
(2) Voyez la 45ᵉ et la 42ᵉ proposition.

» souffre et meurt pour avoir refusé de satisfaire les
» besoins des viscères, c'est le triomphe de l'intelli-
» gence sur l'instinct. Mais lorsque la raison s'aliène
» par la résistance que le moi oppose aux besoins des
» viscères, c'est-à-dire, par la surirritation qu'ils ont
» excitée dans le cerveau , c'est le triomphe de l'ins-
» tinct sur l'intelligence (1) ». D'abord il ne s'agit ici
que de l'homme : dans les autres animaux il ne s'établit
aucune lutte entre le moi et les besoins des viscères.
Il ne s'en établit pas d'avantage entre l'intelligence et
l'instinct : elle serait trop inégale, parce qu'ils ont beaucoup d'instinct et peu d'intelligence. Elle n'est guère
plus vraisemblable dans l'homme , du moins dans l'a-
dulte , puisque chez lui l'intelligence a remplacé l'instinct. Mais enfin supposons que cette lutte s'engage : il
suit de la proposion de M. Broussais que le suicide
qui meurt de faim conserve l'intelligence , et que l'individu à qui la résolution de mourir de faim a fait
perdre la raison recouvre l'instinct. L'auteur n'a peint
que deux situations : il en est une troisième , celle dans
laquelle l'individu que la faim a rendu fou persiste à ne
point manger et meurt. Dans une telle occurrence ,
qui est-ce qui triomphe ? est-ce l'intelligence ? est-ce
l'instinct ?

Je ne recherche point pourquoi M. Broussais accuse
la surirritation du cerveau dans l'animal dont la raison
s'aliène, et ne l'accuse point dans l'animal qui meurt.

---

(3) Proposition 41ᵉ.

Mais je veux lui demander si l'on peut séparer le moi de l'intelligence ; si le moi consiste exclusivement dans la volonté, et dans une volonté désordonnée ; s'il est étranger au sens intime de l'existence, à la conscience de nos besoins, de nos facultés, de nos rapports avec les objets qui nous environnent ; si l'on est fondé à imputer au moi des déterminations si funestes ? autant vaudrait attribuer la fièvre à l'exécution régulière des fonctions.

Ayons le courage de décomposer cette proposition (1) : les modificateurs dont il s'agit sont asthéniques. L'habitation d'un lieu humide exerce cette influence. Supposons qu'il en résulte une tumeur lymphatique, dans une articulation : quelle est alors la cause de la douleur ? elle vient de ce que les fluides amassés font l'office de stimulant. Suffit-elle pour rétablir l'équilibre dans la circulation ou l'activité du mouvement musculaire ? Combien de membres, qui sont le siége d'une douleur habituelle, languissent dans un état d'atrophie ! Ce qui arrive dans la congélation prouve que le même stimulant qui rappelle les phénomènes vitaux peut exciter ou renouveler la douleur. Celle qui, dans un membre frappé par le froid, naît de l'embarras de la circulation dans les dernières ramifications vasculaires,

---

(1) Certains modificateurs extérieurs diminuent les phénonmè-
» nes de la vie dans les organes avec lesquels ils sont en rapport;
» mais la douleur, qui se développe dans le lieu débilité, fait
» l'office d'un stimulant qui y rappelle les phénomènes vitaux......,
» Proposition 63.

s'apaise lorsque le sang cesse d'y aborder ; circonstance qui est attestée par la pâleur des tégumens. Elle se reproduit lorsque le frottement ou la chaleur a rétabli la circulation. Elle est très-vive , si les petits vaisseaux sont dilatés brusquement par une trop grande quantité de calorique.

Il faut avouer que si la douleur rappelle les phénomènes vitaux , elle ne les entretient point. Selon M. Broussais , « Elle les rappelle tantôt dans un mode » favorable , tantôt dans un mode nuisible à la con-» servation de l'animal (1) » : cela signifie que les phénomènes vitaux rappelés par la douleur donnent quelquefois la mort ; contraste qui prouve le désordre qui règne dans les idées de l'auteur. En établissant que des phénomènes morbifiques peuvent rappeller les phénomènes de la vie , il a fait le procès à presque toute sa thérapeutique.

« La nutrition ne peut avoir lieu sans le concours de » la sensibilité (2). Lorsqu'elle a langui long-temps dans » une partie paralysée, les nerfs de cette partie se dété-

____

(1) Proposition 63ᵉ. »

(2) Proposition 55ᵉ. Dans la 23ᵉ proposition l'auteur a dit : « les phénomènes dont se compose la nutrition appartiennent » essentiellement à la chimie vivante , parce que le rôle de la sen-» sibilité et de la contractilité se borne à présenter aux organes » les matériaux assimilés »... Voyez aussi la proposition 20ᵉ. Il y a ici, d'une part une contradiction si évidente, et de l'autre, tant d'absurdité, que je m'abstiens d'énoncer la conséquence qui se présente la première.

» riorent, et ne sont plus propres à exciter l'action (1) : »
ces deux propositions s'excluent réciproquement. Dans
la première, la nutrition est assujétie à l'empire de la
sensibilité, et à juste titre, puisque l'une n'est qu'une
fonction ou un résultat , tandis que l'autre est une propriété. Dans la deuxième, la sensibilité parait subordonnée à la nutrition ; car dire que les nerfs se dété-
riorent , c'est dire qu'ils perdent leur sensibilité : comment des nerfs peuvent-ils perdre leur sensibilité à
cause de la langueur de la nutrition , lorsque la nutrition n'a langui que parce que la sensibilité était en
échec? S'ils n'étaient pas détériorés , s'ils étaient propres
à exciter l'action , avant que la nutrition eut long-
temps langui, il n'y avait point de paralysie. Une partie dans laquelle les nerfs restent propres à exciter
l'action n'est point paralysée (2). M. Broussais suppose
que , dans les paralysies suites d'affections du cerveau,
les nerfs d'un membre paralysé communiquent avec ce
viscère ; comme s'ils avaient une puissance inhérente à
leur substance même , et qui pût être isolée de celle du
cerveau. Que ne dit-on aussi que les vaisseaux communiquent avec le cœur , après qu'il a cessé de se contracter (3) ? Il y a beaucoup de paralysies dans lesquelles
le cerveau reste sain et sauf, et qui viennent de ce que

(1) Proposition 57e.

(2) J'emploie les circonlocutions de l'auteur , quelque barbares
et quelque obscures qu'elles soient..

(3) Proposition 55e.

la sensibilité s'est émoussée dans les nerfs par la multiplicité ou par l'exagération des impressions : mais la communication est interrompue, soit que la paralysie dépende de l'état d'un nerf, soit qu'elle ait son origine dans le cerveau. Dans le premier cas, le nerf ne peut recevoir la sensibilité; dans le second, le cerveau ne peut la transmettre.

S'il nous était permis de faire une digression qui nous menât à l'examen de quelques préjugés des écoles modernes, nous dirions que les nerfs sont un prolongement de l'encéphale, qu'ils en font partie, comme les branches font partie d'un arbre. On n'est pas plus fondé à supposer que tout l'encéphale est dans la tête qu'on ne le serait à dire que l'arbre ne consiste que dans le tronc.

Par les rapprochemens que je viens de faire, plusieurs contradictions de M. Broussais sont éclaircies et plusieurs de ses rêves s'évanouissent : « La cessation de » la nutrition dans un membre paralysé ne vient point » de ce que la sensibilité y est émoussée, elle vient » d'un défaut d'excitation et d'exercice ». (1) Qu'elle est la cause de ce défaut d'excitation et d'exercice? Ne vient-il point de ce que la sensibilité est émoussée? « Le » défaut d'action des muscles paralysés ne vient pas » d'abord de l'inaptitude de leurs nerfs à exciter le » mouvement. Il vient du défaut de communication » suffisante avec le cerveau (2). Peut-on considérer les

(1) Proposition 56ᵉ.
(2) Proposition 57ᶜ.

muscles indépendamment de leurs nerfs; et des nerfs qui ne communiquent point avec le cerveau peuvent-ils rester aptes à exciter le mouvement? Le cerveau de M. Broussais est divisé en petits compartimens, entièrement séparés les uns des autres.

Soyons attentifs : voici un trait de lumière : il n'y a point de maladie sans cause (1).

M. Broussais nous avertit que l'excitation s'accumule sur les organes : comment? « Par l'influence des mo- dificateurs excitans. » Il est toujours profond dans le rapprochement des causes et des effets. Mais il a oublié qu'une distribution du stimulus, proportionnée aux besoins de chaque organe, est une des conditions es- sentielles de la vie. Il n'a point saisi les rapports de la sur-excitation d'un organe avec une diminution d'activité dans tous ceux auxquels cette surexcitation ne se communique point. « L'excitation s'accumule » sur les organes, quoique la somme de la vitalité gé- » nérale soit très-diminuée (2). » L'atonie devient générale, précisément parce qu'il existe une irritation locale. La vie dépend d'une excitation uniforme et mo- dérée. Voilà pourquoi il y a si peu de raison à ne voir dans l'inflammation qu'un accroissement de la vie, l'exaltation des propriétés vitales. Elle n'est qu'une dé- pense plus rapide de la sensibilité et du stimulus dans un organe, au détriment des autres.

---

(1) La santé ne s'altère jamais spontanément. Propos. 62.
(2) Proposition 65.

L'ignorance la plus absolue des causes qui entretiennent la vie, les erreurs les plus grossières, la plus obscure métaphysique, les associations les plus bizarres, les plus étranges raisonnemens, voilà la physiologie du docteur Broussais. Souvent, ce qu'une proposition avait établi, est renversé par une autre. Il n'en est presque aucune qui puisse être adoptée sans restriction. L'auteur s'est efforcé de déposséder la sensibilité d'une partie de ses attributions. Il accuse les médecins ontologistes ; et au lieu d'une seule abstraction inventée par eux tantôt sous le nom de nature, tantôt sous le nom d'archée, tantôt sous le nom de principe vital, il en a inventé trois, dont chacune a une suprématie particulière, savoir : 1° une puissance créatrice ; 2° une chimie vivante ; 3° une force vitale. Qu'on juge maintenant du degré de confiance que méritent les applications qu'il dit avoir faites de la physiologie à la pathologie !

CHAPITRE II.

Pathologie , Considérations génerales.

Il n'y a , dans l'économie, que deux systèmes principaux ou générateurs. Ils sont même les seuls qui méritent le nom de système , parce qu'ils sont les seuls dont toutes les parties naissent d'un centre commun, et qui entretiennent ce *consensus* qui est un des élémens de la vie. Comme le système nerveux et le système vasculaire exercent l'un sur l'autre une influence réciproque et continuelle, comme ils tiennent tous les organes sous leur dépendance, il y a des maladies dans lesquelles tous sont atteints simultanément. La sensibilité générale est-elle en excès, comme dans l'hypocondrie, la mélancolie, la manie ? le spasme , la sécheresse de la peau surviennent ; les muscles sont plus contractés ; la circulation , la digestion , les sécrétions, tout est modifié à-la-fois. Prenons maintenant un exemple dans le système vasculaire : le *stimulus* peut être en échec, comme dans le scorbut. Toutes les fonctions peuvent languir , sans qu'il y ait un organe primitivement et particulièrement affecté. Voilà pourquoi il arrive quelquefois que l'autopsie laisse ignorer la cause de la mort. M. Broussais distingue trois systèmes organiques (distinction insuffisante , puisque tous les systèmes sont organiques). Au lieu de les considérer comme les mobiles de toutes les fonctions , comme ayant sur tous les phénomènes une influence qu'on peut appeler exclusive , toutes les fois qu'on l'envisage comme immédiate , il s'est contenté de dire qu'ils unissaient les organes les uns avec les autres. Il n'a point vu que les nerfs ne peuvent rien sans les vaisseaux , et que les vaisseaux ne peuvent rien sans les nerfs. Il ne l'a point vu : quelle preuve en avons-nous? Il prétend « que l'entrelacement des ramuscules les » plus déliés des vaisseaux et des nerfs est tel que, » dans la très-grande majorité des cas , les causes mor- » bides étendent leur action des uns aux autres. » Cette proposition nous représente les nerfs et les vaisseaux comme jouissant d'une puissance indépendante. Elle nous représente les causes morbides comme ayant une action successive sur les vaisseaux et sur les nerfs, tandis qu'elle est simultanée. Si elles frappent ces deux systèmes , ce n'est point , d'après la théorie de l'auteur , parce que les vaisseaux contiennent le stimulus qui doit exciter les nerfs , et parce que les nerfs distribuent la sensibité qui doit entretenir le ton des vaisseaux ; ce n'est point parce que l'influence de chacun de ces deux systèmes ne peut être isolée; c'est parce que les ramuscules des vaisseaux s'entrelacent avec ceux des nerfs ; c'est par communication, à cause du voisinage et de la contiguïté.

Les nerfs et les vaisseaux sont les seuls systèmes desquels on ne puisse point dire que les maladies se transmettent de l'un à l'autre. Ici, il n'y a pas seulement communication ou transmission ; il y a communauté d'affection. Rigoureusement parlant , il y a tout aussi peu de justesse à donner à une classe de maladies le nom de névroses, qu'il y en aurait à donner à une autre classe le nom d'angioses. Les phénomènes morbides n'appartiennent jamais exclusivement ni au système nerveux, ni au système sanguin. Ils appartiennent à ces deux systèmes à-la-fois : j'excepte la douleur, lorsqu'elle n'est pas très-vive ; car lorsquelle a une grande violence , elle modifie la circulation. Plusieurs agens physiques et tous les agens moraux portent d'abord leur influence sur les nerfs ; quelques agens chimiques tels que les gaz délétères, les miasmes, les virus, pénétrent d'abord dans les vaisseaux et portent leur influence sur les liquides qui y sont contenus : mais aussitôt que cette influence est assez énergique pour déterminer une maladie , elle cesse d'être limitée à l'un ou à l'autre de ces deux systèmes. Par exemple , le gaz acide carbonique ne peut diminuer d'une manière notable le stimulus du sang , sans que l'exercice de la sensibilité soit suspendu ; et à son tour la sensibilité ne peut être exaltée par la colère ou par une passion , sans que le mouvement du sang soit accéléré.

Ailleurs , **M.** Broussais distingue la douleur produite par l'inflammation d'un organe , de la douleur produite par la stimulation d'une branche de nerf (1) : il sépare

---

(1) « Toute souffrance extrême , soit par l'inflammation d'un
» organe, soit par la stimulation d'une branche de nerf, soit par

donc l'influence de l'inflammation de l'état des nerfs. Il suppose, ou qu'il peut exister des inflammations violentes sans stimulation, ou que cette stimulation ne s'étend point aux nerfs d'un organe, lors même qu'il est atteint d'une inflammation accompagnée d'une extrême souffrance.

Des médecins n'avaient vu dans la fièvre et dans l'inflammation qu'une seule maladie (même en prenant ces deux termes dans une acception générique). On avait assigné à certaines fièvres un siége déterminé, le mésentère, l'estomac, le duodénum, etc. La théorie de Félix Plater était presqu'aussi exclusive, et au moins aussi futile que celle qui est le sujet de cette critique ; il rapportait les fièvres tierce et quarte aux veines mésaraïques, et les fièvres continues aux veines caves. Quelle route a donc été ouverte par le docteur Broussais? Il suppose que la cause de la chaleur de la peau, de l'accélération du pouls et des autres symptômes dont la réunion a reçu le nom de fièvre, se montre toujours avec évidence : en conséquence il a élagué le

---

» cause morale, etc. » *Propos.* 126ᵉ. Cette bévue est si fréquente dans les livres de M. Broussais, que pour en citer tous les exemples il faudrait copier plusieurs pages : il dit « que le froid déter-» mine un refoulement des forces vitales et du sang. » Il y a là une distinction sans fond ; le sang est un des élémens des forces vitales : elles ne se sont amassées sur les organes internes que parce que le sang a été refoulé de la circonférenre au centre. Les erreurs que je viens de combattre prennent leur source dans des abstractions : pour les éviter, il eût suffi des connaissances les plus superficielles en physiologie.

mot fièvre de la nosologie, toutes les fois qu'il s'est agi de désigner une maladie; il établit qu'il n'y a point de fièvre sans inflammation ; que celle-ci occupe l'estomac et les intestins, lorsque la douleur et d'autres signes caractéristiques ne font point reconnaître qu'elle occupe un autre organe. Aucune affection n'est générale dans son principe ou dès son début : ainsi les scrofules et les autres maladies du système lymphatique ne sont que des maladies locales. « Les diathèses » ne sont que la tendance de l'irritation à se propager » par similitude de tissu (1). » Comme cette similitude existe dans tous les sujets ; comme dans tous l'irritation tend à se propager, les diathèses seront les mêmes dans tous. On ne devra plus les attribuer à la trame d'un ou de plusieurs systèmes, à une idiosyncrasie particulière : elles ne seront ni une affection générale, ni une affection organique (une tendance ne suffit pas pour constituer une affection). Elles ne seront qu'une circonstance éventuelle, une possibilité. Ce ne sera point la cessation de la diathèse qui mettra fin à l'irritation : ce sera la cessation de l'irritation qui mettra fin à la diathèse. Que de subtilités !

Comment M. Broussais pourrait-il remonter aux causes des maladies? il n'a pas su analyser la vie. J'ai noté, dans le chapitre précédent, le parallèle dans lequel il élève au niveau des sens tout organe phlegmatisé ; il assimile les phénomènes morbides aux phénomènes de la santé : c'est ce qu'il appelle la doctrine

______

(1) Propos. 98e.

physiologique. « Une sur-excitation et une congestion
» réunies entraînent toujours une nutrition partielle
» exagérée ; ce qui constitue la congestion active, qui
» tend nécessairement à la désorganisation (1). » Il
suit de là qu'un phlegmon, un abcès, sont un surcroît
de nutrition ; que la nutrition peut être comptée parmi les phénomènes pathologiques ; qu'elle peut amener
la désorganisation...... Qui ne sait qu'une congestion
morbide met obstacle à la circulation, sans laquelle la
nutrition ne peut avoir lieu ? La désorganisation ne
commence dans un tissu, que parce que la nutrition y
a cessé.

M. Broussais a émis des idées fausses sur les métastases (2) : l'occupation successive de divers organes par
la douleur n'est point une métastase. Le déplacement
de l'irritation suit la métastase, et n'est point la métastase elle-même. Il peut être indépendant d'une métastase ; car la sensibilité peut être attirée sur une partie, par un stimulant différent de celui qui d'abord
l'avait attirée sur une autre. La métastase est évidente
lorsque la matière morbifique quitte un organe brusquement, avant que la maladie ait eu le temps de se
juger, et qu'elle se porte sur un autre organe ; ce qui
s'observe surtout dans la goutte, dans la variole, dans
toutes les maladies éruptives, dans l'engorgement des
glandes qui accompagne l'angine, etc. Les saignées
contre-indiquées peuvent produire la métastase.

---

(1) Propos. 79ᶜ.
(2) Propos. 92ᶜ et suiv.

« Dire que la goutte s'est portée dans le cerveau,
» quand la manie survient à la suite d'une phlegmasie
» articulaire, c'est comme si l'on disait que la manie
» s'est portée dans le gros orteil, lorsque la goutte
» remplace un accès de délire (1). » Certes, il serait
absurde de rapporter à une partie quelconque la manie, après qu'elle a cessé : dans le deuxième terme de
cette comparaison, il ne reste qu'une maladie ; mais
dans le premier, il y en a deux. Après la disparition
d'un gonflement articulaire, la manie coïncide avec la
douleur violente de la tête. On est autorisé à attribuer
l'une et l'autre à un excès de stimulus ; or, cet excès
de stimulus est ce qu'on nomme goutte. Il y a dans
cette comparaison quelque chose de plus bizarre : une
affection qui consiste dans des phénomènes physiques
n'est-elle pas plus susceptible de métastase qu'une affection qui consiste dans des phénomènes moraux ? Le
gros orteil peut-il avoir sur les facultés intellectuelles
la même influence que le cerveau ?

Qu'est-ce que les crises ? « Des efforts souvent dange-
» reux que la nature déploie pour soustraire l'économie
» à un grand danger (2). » On voit que l'économie est entre deux ennemis, la nature et la maladie. Cherchons,
pour elle, une autre position (3). Il suit de ce dernie

---

(1) Propos. 240e.

(2) Propos. 262e.

(3) Si les irritations sympathiques que les principaux viscères
déterminent dans les organes sécréteurs, exhalans et à la périphérie, deviennent plus fortes que celle de ces viscères, ceux-ci sont

aperçu que les crises peuvent avoir lieu dans toutes les périodes de la maladie, principalement dans les premières, où l'irritation est plus grande ; car les communications sympathiques sont d'autant plus actives qu'il y a plus d'irritation dans le corps d'où partent les irradiations : cependant les évacuations critiques arrivent presque toujours lorsque la maladie a parcouru la plus grande partie de ses périodes, lorsque l'éréthisme a cessé. Les évacuations, les dépôts qui surviennent dans les premières périodes, sont symptomatiques et ne sont point des crises ; voilà pourquoi il arrive rarement qu'une fièvre aiguë soit jugée par le seul vomissement (1). La sueur, l'urine, ne sont critiques, dès le début d'une fièvre, que lorsque c'est une fièvre de rhume ou une fièvre éphémère (2).

Nous voyons, au commencement de la plupart des maladies, la chaleur et l'irritation de la peau mettre obstacle à la sueur ; le spasme mettre obstacle aux hémorragies nasales. Les évacuations alvines, qui sont critiques, ne sont-elles point d'une nature différente de celles qui sont produites par l'irritation ? je ne dis point que les organes sécréteurs soient exempts d'irritation dans les crises : d'abord, ils ont pris part à l'ir-

---

délivrés de la leur, et la maladie se termine par une prompte guérison ; ce sont les crises. Dans ce cas l'irritation marche de l'intérieur à l'extérieur. Propos. 94ᵉ.

(1) Du pronostic, par Le Roy ; sect. 2, 158.
(2) Ibid, 191 et 214.

ritation commune. Celle qu'ils éprouvent ensuite est produite par la matière même des sécrétious.

Il suit encore des documens de M. Broussais que l'éruption qui juge une maladie a pour cause l'irritation de la peau, que l'irritation d'une glande précède toujours son engorgement, que les hémorragies du nez viennent de l'irritation qui lui a été communiquée par les principaux viscères, que l'irritation dans les crises n'abandonne les principaux viscères que lorsqu'elle devient plus forte dans les organes sécréteurs, exhalans et à la périphérie ; hypothèse qui laisse un problème à résoudre : c'est de savoir comment l'irritation s'apaise dans les organes sécréteurs, etc. Dans cette théorie, les principaux viscères sont en même temps le siége de la maladie et les agens des crises : celles-ci dépendent uniquement des rapports qui s'établissent entre le viscère malade et l'organe dans lequel la crise s'opère. L'influence des propriétés vitales, le concours de tous les mouvemens qui s'exécutent dans l'économie ne sont comptés pour rien.

Les crises me semblent être une suite de la réaction générale : voilà pourquoi elles jugent beaucoup plus de maladies aiguës, que de maladies chroniques ; voilà pourquoi elles sont moins faciles, moins promptes et plus rares dans la vieillesse que dans les autres âges. Elles ne sont pas les mêmes dans tous les individus atteints de la même maladie : c'est ainsi que les hémorragies nasales critiques sont propres à la jeunesse ; les hémorragies par les vaisseaux hémorroïdaux, les autres hémorragies intestinales sont propres à la vieillesse et à la plus grande partie de l'âge mûr. A ces deux dernières époques de la vie , les viscères de l'abdomen reçoivent proportionnellement plus de sang. La plupart des maladies aiguës mettent en action une plus grande somme de sensibilité. Le sang est poussé dans les petits vaisseaux avec plus d'impétuosité. Les sécrétions augmentées rendent les excrétions plus nécessaires ; les évacuations ne sont alors que l'équilibre qui s'établit entre les excrétions et les sécrétions. Aussi toutes les crises ne sont point décisives (1) ; elles ne sont un moyen de guérison qu'autant qu'il ne se fait point de congestion nouvelle , qu'autant que la circulation rentre dans ses limites. Certaines évacuations sont critiques, parce qu'elles portent au dehors la matière morbifique. Ce mode d'action, moins évident dans les crises qui se font par une hémorragie, par des déjections alvines, par quelques autres évacuations , ne peut être contesté dans les crises qui se font par des engorgemens externes, par certaines éruptions. On n'a point assez distingué les crises qui s'opèrent par le système sanguin , de celles qui s'opèrent par le système lymphatique : les hémorragies appartiennent principalement à la fièvre

---

(1) L'auteur n'admet qu'une différence entre les vraies crises et les fausses crises ; « Dans les unes, l'irritation marche de » l'intérieur à l'extérieur ; dans les autres, elle s'avance de l'ex- » térieur à l'intérieur. » Rapprochez les 92ᶜ, 94ᶜ et 96ᶜ propositions, vous trouverez que l'explication des métastases est la même que celle des crises, et que les fausses crises sont confondues avec les métastases.

qui dépend d'un état inflamatoire général ou d'une phlegmasie locale , à celle à laquelle on a prodigué le nom de bilieuse (1).

Les parotides , les bubons inguinaires et axillaires appartiennent presque exclusivement aux fièvres malignes , aux fièvres contagieuses. Ces dépôts ont pour cause immédiate l'embarras de la circulation, l'atonie générale. Chez les individus qui ont survécu à la peste les hypocondres restent déprimés ; le système musculaire ne recouvre jamais sa force première.

Les considérations de M. Broussais sur les hémorragies ne sont pas moins opposées à la physiologie que les autres parties de sa doctrine. La tonicité est un des mobiles de la circulation du sang dans les petits vaisseaux. Elle est le premier degré de la contractilité : prétendre que toutes les hémorragies sont actives, c'est supposer que la contractilité ne peut décroître ; et supposer que la contractilité ne peut subir des modifications est une hypothèse aussi fausse que celle qui représenterait la sensibilité au-dessus de tout échec.

La cause des hémorragies est locale; c'est l'irritation des capillaires sanguins. Quand l'hémorragie et l'inflammation coexistent , elles forment deux maladies différentes, une complication. Elles se remplacènt mu-

(1) Pendant dix ans d'exercice dans un vaste hôpital , je n'ai observé presque aucune maladie à laquelle le nom de fièvre bilieuse fût applicable. J'en ai noté un grand nombre sous le nom de fièvre continue avec adynamie.

tuellement. L'hémorragie produit l'inflammation , et à son tour l'inflammation produit l'hémorragie (1).

Les idées lumineuses de Willis, de Whytt, de Cullen, de Pinel sur les névroses ont été mutilées ou obscurcies par l'auteur. Dans cette classe comme dans les autres il isole les systèmes, les organes; il isole les phénomènes, il isole les causes; il n'embrasse point l'ensemble de la maladie, il la morcèle. Après l'avoir attribuée à une lésion locale, il attribue sa durée ou son développement à une autre lésion (2). A-t-on besoin, pour rendre raison de ces douleurs, de ces convulsions, de l'hipothèse d'un point d'irritation ou d'une phlegmasie propre au cerveau? L'irritation qui lui est communiquée par les viscères de la poitrine et du bas-ventre n'influe-t-elle point sur les douleurs et les convulsions des muscles locomoteurs , comme sur les autres phénomènes dépendans de ces névroses?

Les névroses sont divisées en actives et en passives. « Les premières consistent dans l'exaltation de la sen- » sibilité des nerfs de relation ». (3) Il n'est point de nerf qui , stimulé outre mesure, ne puisse exciter des mouvemens convulsifs.

---

(1) Avant de m'accuser, lisez les Propos. 199ᵉ et 200ᵉ.

(2) Lorsque dans les névroses des viscères de la poitrine et du bas – ventre il existe des douleurs ou des convulsions dans les muscles locomoteurs , il y a deux points d'irritation qui sont enflammés ou tendent à la phlegmasie, l'un dans ces viscères, l'autre dans l'appareil encéphalique. *Propos.* 206ᵉ.

(3) *Propos.* 202ᵉ.

« Les inflammations et les sub-inflammations ne peu-
» vent être qu'actives (1) ». Aussi saigne-t on dans les
scrofules. Aussi « l'inflammation des gencives n'est-
» elle jamais un des symptômes du scorbut. Quand elle
» se manifeste avec le scorbut, ces deux affections dé-
» pendent de deux causes différentes (2). »

M. Broussais a pris à tâche de détruire l'ouvrage de
plus de vingt siècles et de nous replonger dans la
barbarie.

---

(1) Propos. 201.

(2) Propos. 214ᵉ. Voyez aussi le traité des phlegmasies chroniques; tome 2, pag. 142 et 145.

CHAPITRE III.

Des sympathies.

La communication des impressions et du mouvement n'est point envisagée comme une suite des rapports qui unissent les organes ; c'est un phénomène sympathique: et au lieu de dire que la rapidité de cette communication est relative à la cause qui a mis la sensibilité et la contractilité en action , on établit que la sympathie est une propriété distincte, qu'elle s'exerce par l'entremise des muscles (1) et des nerfs, surtout des nerfs dont la substance est pulpeuse , entremêlée de vaisseaux capillaires sanguins ou d'autres vaisseaux qui contiennent des fluides albumineux ou gélatineux. Ces tissus sont les mobiles des sympathies ; et , à leur tour, les sympathies sont les mobiles de toutes les impressions et de toutes les contractions qui se propagent (2).

Voulez-vous savoir pourquoi dans toute stimulation il y a attraction de fluides? c'est parce que le concours des liquides avec les solides est nécessaire pour que les fonctions s'exécutent (3) ; explication équivalente à

---

(1) Propos. 9ᶜ.
(2) Propos. 12ᶜ et 13ᶜ.
(3) Propos. 11ᶜ.

celle-ci : pourquoi le contact des stimulans fait-il contracter les fibres musculaires? c'est parce que la contraction de ces fibres est nécessaire au mouvement. M. Broussais est accoutumé à confondre les moyens avec la fin, et les causes avec les résultats.

Une juste appréciation des sympathies mène à cette conséquence, qu'elles ne peuvent être fondées que sur une analogie de structure et d'action. La plupart des phénomènes qu'on attribue à une correspondance particulière, à une relation plus étroite d'un organe avec un autre, sont susceptibles d'être expliqués par l'influence simultanée de plusieurs stimulans. Les organes sur lesquels les mouvemens de sympathie ont lieu le plus souvent sont précisément ceux qui reçoivent le plus de nerfs, et ceux dans lesquels une excitation habituelle est entretenue par un stimulant particulier. C'est ainsi qu'une impression morale augmente où réveille la douleur d'une plaie. C'est ainsi que toutes les stimulations énergiques se communiquent d'abord au cœur, parce qu'il est déjà excité par le sang ; au diaphragme, au centre épigastrique, parce qu'ils reçoivent beaucoup de nerfs ; à l'estomac, aux intestins, à la vessie, parce qu'ils sont habituellement excités ; à la matrice, lorsqu'elle contient un fœtus.

Nommera-t-on sympathie la communauté d'influence que plusieurs organes ont sur la même fonction? Alors il faudra donner ce nom aux rapports des poumons avec le cœur, de l'estomac avec le foie : alors les relations des sens avec le cerveau ne seront que des actes sympathiques ; alors la prééminence du cerveau et du cœur, la dépendance de tous les organes à l'égard de ces deux viscères, seront appelées sympathie : je ne comprends point ce que la science peut gagner à ce langage. Est-il nécessaire, pour exprimer des phénomènes ordinaires, d'employer une locution qui semble désigner des attributions spéciales? si on l'eût créée pour exprimer la communication de la douleur, les rapports des organes, elle n'aurait été que superflue ; mais on l'a créée pour exprimer une cause, et cette cause est une illusion.

C'est par la même hypothèse qu'on a essayé de rendre raison de l'origine des maladies, de leur développement, de leur succession, de leurs modifications, de leur propagation, de leurs déplacemens. Il n'y a absence de sympathie que lorsque l'irritation est circonscrite et purement locale.

« La péripneumonie succédant ou se joignant au gon-
» flement d'une articulation, sans l'intervention d'au-
» cune des causes qui ont coutume de produire la péri-
» pneumonie dans son état de simplicité ou d'isolement,
» ne devra point être appelée goutte rentrée, goutte
» mal placée. La seule chose dont il faille faire men-
» tion, c'est que la maladie des poumons existe du-
» rant ou après celle de l'articulation. » La consé-
quence se présente d'elle-même. On opposera à cette péripneumonie la saignée, au lieu des sinapismes (1).

» La fièvre n'est qu'un phénomène sympathique, ou

---

(1) Voyez les livres de M. Broussais, et les thèses de ses disciples.

» le résultat d'une douleur transmise au cœur et à tout
» l'appareil des capillaires sanguins par l'arbre ner-
» veux dont quelques branches font partie d'un organe
» souffrant (1). » Ce n'est pas sans effort que la cons-
truction de cette phrase est arrivée à sa fin. Elle est
sortie pièce à pièce du cerveau de l'auteur. Il admet
une cause unique pour expliquer des phénomènes très-
variés. Les capillaires sanguins se vident pendant l'accès de froid ; ils se remplissent, ils deviennent même
turgescens dans l'accès de chaud ; et ces deux phénomènes sont le résultat d'une douleur transmise au
cœur, lequel n'en éprouve que rarement pendant
la fièvre, et aux capillaires sanguins, qui en éprouvent
encore moins que le cœur. C'est la douleur qui fait que
les contractions du cœur sont tantôt foibles, tantôt
énergiques ; vicissitude qu'on observe dans les différentes fièvres et souvent dans le cours de la même
fièvre. Quand on veut adapter cette explication aux
fièvres essentielles, on aperçoit un plus grand contraste :
l'auteur n'a point compté la douleur parmi les signes
caractéristiques de la gastro-entérite. Cependant, dans
cette maladie, l'estomac devrait être le point de départ
de la douleur qu'on suppose transmise au cœur, à tout
l'appareil des capillaires sanguins.

On n'avait point encore porté aussi loin l'abus des
abstractions. Au lieu de dire que, le stimulus étant
le même, l'irritation est relative à la sensibilité

---

(1) Examen, 1816, page 183.

des organes, à la constitution du sujet , et que le nombre des organes auxquels l'irritation se communique est en raison directe de ses degrés, l'auteur dit : « Plus la sensibilité de l'organe irrité et celle » de l'individu sont considérables, plus les sympathies » sont multipliées (1) ». Au lieu de dire que quelques maladies n'étendent point leur influence au-delà des fonctions de la vie intérieure , il dit : « Les sympa- » thies organiques peuvent exister sans les sympathies » de relation ». Le danger d'une maladie ne se mesure ni sur l'importance des organes lésés , ni sur la nature de cette lésion : il se mesure *sur le nombre et l'activité des sympathies* (2). Le désordre de toutes les fonctions, excepté celle de l'organe que l'on suppose primitivement affecté , est l'effet de la sympathie : si le malade cesse de parler, s'il cesse d'entendre, s'il cesse de voir , si les sécrétions sont troublées, c'est par sympathie. S'il meurt , c'est par l'excès des sympathies , tantôt par l'excès des sympathies de relation , tantôt par l'excès des sympathies organiques (3).

Ainsi la mort est représentée comme la cause de la mort. Qu'est-ce en effet que mourir , si ce n'est

-----

(1) Propos. 88ᵉ.

(2) Propos. 89ᵉ.

(3) Ici encore , je suis dans la nécessité de citer , pour prévenir une accusation : « L'excès des sympathies de relation » suffit pour causer la mort ; l'excès des sympathies organi- » ques peut aussi occasionner une mort rapide. ». Proposition 90ᵉ.

l'anéantissement successif de toutes les facultés , et la cessation de toutes les fonctions ? Il y a une différence entre la mort que M. Broussais impute à l'excès des sympathies de relation , et celle qu'il impute à l'excès des sympathies organiques : dans la première , le centre de relation est désorganisé ; dans la deuxième , il y a congestion et désorganisation de plusieurs viscères. La désorganisation du cerveau ne suffit-elle point pour causer la mort , sans le concours de l'excès des sympathies de relation ; et pour rendre raison de la mort qui succède à la congestion et à la désorganisation des autres viscères , a-t-on besoin de supposer l'excès des sympathies organiques? D'ailleurs, l'hypothèse de cette désorganisation alternative ou exclusive soit du centre de relation . soit des autres viscères, est-elle fondée? La ligne qui sépare le mobile de la vie de relation des mobiles de la vie organique est-elle assez tranchée , pour que la durée de chacune d'elles soit subordonnée à une cause différente? L'influence du cerveau ne s'exerce-t-elle que sur les phénomènes de l'une ; l'influence des viscères ne s'exerce-t-elle que sur les phénomènes de l'autre? Au reste, les sympathies de relation, quel que soit leur excès, ne suffisent point pour donner la mort : comme les actes de relation sont une extension de la vie , ils peuvent être interrompus, sans que la vie s'éteigne. Rigoureusement parlant , tout le temps que la circulation ne cesse point, la vie persévère ; le corps est dérobé à la fermentation putride (1). Prétendre que les

______

(1) M. Broussais a-t-il lu les Dissertations qui ont été composées sur l'incertitude des signes de la mort?

sympathies de relation entraînent toujours les sympa-
pathies organiques , c'est effacer la syncope du tableau
des affections auxquelles on survit (1). Si cet entraîne-
ment était constant , la suspension de la vie extérieure
serait toujours suivie de la mort générale. Dans les
plus violents accès d'hystérie on a vu le pouls conserver son rhythme accoutumé.

La division des sympathies est une des subtilités
qu'on trouve dans les ouvrages de Bichat , si précieux
sous quelques rapports. Elle aura une existence aussi
précaire que les divisions et les subdivisions de la sensibilité et de la contractilité.

----

(1) Propos. 87e.

CHAPITRE IV.

Des Phlegmasies.

Les abstractions dominent encore dans la théorie de M. Broussais sur l'inflammation. Qu'est-ce qu'une modification vitale qui produit la tumeur, la rougeur, la chaleur et la douleur ? « Elle dépend de l'augmenta- » tion de l'action des vaisseaux capillaires : elle a son » siége dans ces vaisseaux (1) ». L'auteur a coutume de chercher et de circonscrire la cause d'une maladie dans l'organe malade. Des différences que les tumeurs présentent sous le rapport de la couleur, de la douleur et de la chaleur il conclut que la rougeur et la chaleur ne sont point des caractères essentiels de l'inflammation en général (2). On ne voit pas pourquoi cette conséquence ne s'étend point à la douleur ; elle n'aurait pas été plus fausse. L'auteur avait à choisir entre deux partis : ou élaguer les tumeurs lymphatiques et sans chaleur du tableau des maladies inflammatoires, ou effacer la rougeur et la chaleur du tableau des

---

(1) Histoire des phlegmasies ou inflammations chroniques. *Prolégomènes*, *pag.* 8.

(2) Ibid., *pag.* 9.

phénomènes qui constituent l'inflammation : il a donné la préférence au dernier.

Cette explication, dont le fond a été copié dans l'anatomie générale de Bichat , fournit matière à plusieurs objections (1). Dans le catarrhe , dans la péripneumonie , le tissu qui devient le siége de la phlegmasie n'est presque jamais celui qui a subi l'action du froid ou d'un changement de température (2). Les vaisseaux exhalans de la membrane muqueuse externe s'étant resserrés , les fluides se sont amassés dans les vaisseaux de la muqueuse interne. Ici le défaut d'équilibre dans la circulation , l'afflux du sang dans une partie au préjudice des autres est donc produit par la constriction d'un certain nombre de vaisseaux. L'irritation n'est donc ici qu'un phénomène consécutif. Il est des cas dans lesquels l'inflammation suit immédiatement l'application d'un irritant. L'influence de cette cause est la plus manifeste. Elle est la seule à laquelle Vicq-d'Azir se soit arrêté. Mais outre celle que je viens de noter et qui consiste dans le resserrement , le spasme des vaisseaux capillaires de la surface du corps , je ne crains point d'en indiquer une troisième : le relâchement d'un tissu peut y faire affluer le sang ,

---

(1) Voyez le tome 2, page 5o4 et suiv.

(2) On a vainement tenté de rendre raison de ce contraste par l'hypothèse des sympathies. La sympathie entre deux organes ne saurait communiquer à l'un une inflammation qui n'existe point dans l'autre. La peau est-elle moins susceptible de phlegmasie que les membranes internes?

et y produire une inflammation ; exemple : l'engorge-ment des gencives chez les scorbutiques, les bubons pestilentiels.

L'hypothèse qui représente l'altération de la sensibilité organique du système capillaire comme le principe de toutes les inflammations est une subtilité (1). La fréquence de l'inflammation dans les tissus où il y a une grande quantité de ces vaisseaux ne vient point de ce que la somme de sensibilité organique y est plus considérable : elle vient de ce que la circulation y est plus difficile ; et comme dans les petits vaisseaux la circulation est plus subordonnée à la contractilité qu'elle ne l'est dans les vaisseaux d'un plus grand diamètre, la susceptibilité d'un tissu pour les phlegmasies est en raison inverse de sa contractilité. Elles se fixent rarement dans les muscles, et plus rarement encore dans le cœur, qui est le plus contractile de tous. Souvent elles sont produites par les sédatifs : les tubercules au foie et toutes les nuances de l'ictère peuvent être le résultat d'affections tristes. Des médecins ont écrit que le climat de l'Inde influait sur les maladies du foie, en augmentant l'activité de ce viscère : c'est un préjugé. La circulation étant plus difficile dans le foie que dans la plupart des autres organes, l'atonie qui est la suite de la chaleur du climat l'y ralentit d'avantage. Cette lenteur de la circulation, qui est aussi un résultat de la

(1). Bichat, tome 2, pag. 496 et 497. Ibid., pag. 405. Broussais ; *Prolégomènes.*

disposition des vaisseaux dans le foie et dans la rate, nous fait voir pourquoi les engorgemens de ces viscères sont si fréquents dans les fièvres, notamment dans les intermittentes. C'est une des considérations physiologiques les plus fécondes en conséquences, quand on l'applique à la pathologie.

Lorsque l'atmosphère est humide, lorsqu'elle a peu d'élasticité, l'ophtalmie règne. Les individus qui ont une diathèse scorbutique ou une diathèse scrofuleuse sont plus sujets que les autres à cette maladie. Souvent elle survient dans les fièvres putrides et dans les ataxiques, qui sont la suite des privations, de la fatigue, de l'épuisement, et dans lesquelles la contractilité est le plus en échec. On pourrait dire la même chose de plusieurs autres congestions. Voilà pourquoi la ligne de démarcation qui sépare l'inflammation des autres maladies est si difficile à tracer : toutes ont des points de contact. Les fièvres et les phlegmasies sont celles qui se rapprochent par le plus grand nombre de phénomènes : ce n'est point un motif suffisant pour les confondre.

Je crois avoir prouvé que la diminution de la contractilité est capable d'attirer le sang dans des ramifications vasculaires où il n'a point coutume de pénétrer. Les expériences viennent à l'appui du raisonnement : Buniva, médecin à Turin, a fait des injections comparatives sur des cadavres et sur des animaux vivans : 1°. dans les cadavres humains il a injecté du sang délayé dans de l'eau. L'injection a pénétré dans les plus petits vaisseaux, en sorte que le périoste, la cornée transparente , les humeurs de l'œil se sont trouvés colorés. 2° au contraire dans un veau vivant , du sang de veau délayé , poussé dans l'artère souclavière avec les pré-cautions nécessaires , n'a pénétré dans aucune des par-ties où le sang n'est point admis pendant la vie. 3° mais au milieu de l'expérience la moelle épinière ayant été divisée tout-à-coup au-dessous du trou occipital , l'ani-mal est mort sur-le-champ ; et aussitôt l'injection a pé-nétré dans toutes les parties. C'est donc *par l'effet d'une résistance dépendante de la vie* que le sang , ou du moins sa partie rouge , se trouve exclue des plus petites ramifications vasculaires (1).

On ne peut donc expliquer tous les phénomènes de l'inflammation par l'exaltation des propriétés vitales , ou par de semblables abstractions. « Le propre de » l'inflammation , dit Bichat , est d'accumuler les » forces dans une partie (2). » Ne confondons point les forces avec l'irritation. L'afflux du sang dans les petits vaisseaux , leur dilatation , y rendent les pulsa-tions sensibles au toucher comme dans les grosses ar-tères ; ce n'est point là un surcroît de forces. L'action musculaire est-elle augmentée dans un bras par un phlegmon ? Dans la pneumonie , les poumons acquiè-rent-ils plus d'activité ? N'est-il pas évident que les mouvemens de la respiration se succèdent plus rapi-

_____

(1) Bulletin dés sciences pour la Société Philomatique , *Cahier de vendémiaire , an VIII.*

(2) Recherches sur la vie et la mort , *pag.* 103.

dement, parce qu'ils sont moins développés? L'expiration est plus courte, parce que l'inspiration est plus bornée. L'idée la plus générale sur laquelle on puisse se reposer, c'est que la cause prochaine de l'inflammation consiste dans la présence d'un stimulus plus énergique que celui qui est nécessaire à un organe pour qu'il exécute le rôle dont il est chargé. Elle vient de ce que les vaisseaux capillaires contiennent plus de liquide, ou un liquide différent de celui qu'ils ont coutume de contenir. Ce liquide n'y a pas toujours été attiré par une excitation locale; il peut s'y amasser, même sans y être porté par une excitation générale. Sans doute, il y a irritation dans les vaisseaux capillaires, comme dans les autres parties qui composent le tissu atteint de phlegmasie. L'irritation des uns n'a pas plus de part que l'irritation des autres à la cause première de l'inflammation. Elle accompagne, mais elle ne précède pas toujours la phlegmasie ; elle ne précède point l'ophtalmie dépendante de l'atonie. La peau n'avait pas été irritée avant l'apparition de la plupart des érysipèles.

Le seul point de vue qui soit incontestable dans cette explication est une trivialité, savoir, que le siége de l'inflammation est dans le système capillaire. Il n'y a pas moins de défectuosité dans les détails que dans l'ensemble. Si les tumeurs rouges sont les plus douloureuses, ce n'est pas seulement parce que les tissus où dominent les capillaires sanguins ont plus de sensibilité; c'est surtout parce que le sang est plus stimulant que les autres fluides (1). Si ces tumeurs sont celles dans lesquelles les changemens chimiques sont le plus accélérés, ce n'est point parce que les capillaires sanguins sont les plus *mobiles*, *et agissent très-promptement sur leurs fluides*; c'est parce que le sang ayant plus de chaleur, une plus grande quantité de principes ou d'élémens, il a plus de tendance à se décomposer; c'est parce que, cédant dans son cours quelques-uns de ses principes, il a besoin de les recouvrer par le mouvement de la circulation. Lorsqu'il reste hors de ce mouvement, lorsqu'il ne traverse pas les poumons à certains intervalles, il passe à la fermentation putride. Les tumeurs anévrismales se maintiennent à l'abri de la décomposition, parce qu'elles laissent passage à une plus ou moins grande quantité de sang. Cette circulation y porte continuellement un principe antiseptique.

L'hypothèse de l'action des vaisseaux sur les fluides nous ramène à celle des causes mécaniques, tant reprochée à Boërhaave (2); elle nous ramène à d'autres hypothèses qui ne sont ou ne peuvent être prouvées: savoir, l'obstruction des petits vaisseaux; un accroissement d'action de leur partie supérieure, coïncidant avec la constriction de leur extrémité inférieure; une résis-

----

(1) Hist. des Phlegm. ou inflam. chron. *Prolégomènes.*

(2) Est-on plus fondé à dire que les vaisseaux capillaires agissent sur leurs fluides, qu'on ne le serait à dire que les fluides agissent sur ces vaisseaux?

tance invincible s'opposant au passage des fluides (1), etc.
Ce qui est évident, c'est l'embarras de la circulation ;
si elle se faisait avec régularité et uniformité, il n'y
aurait point de phlegmasie. L'atonie est la suite de la
stase prolongée du sang dans les extrémités artérielles,
lors même qu'il y a été porté par une cause excitante.
Elle entraîne celle des autres systèmes de vaisseaux : les
tissus aux prises avec une inflammation chronique ont
un aspect variqueux.

La perforation des membranes muqueuses ne vient
point de ce que l'ulcération est *perpendiculaire* ; elle
vient de la disposition de leurs fibres, du peu de densité
de leur tissu, et surtout de la nature de l'inflammation.
Si la peau est plus sujette à la gangrène que les autres
membranes, ce n'est pas parce qu'elle est plus cel-
luleuse (2) : c'est parce que plus un organe est
éloigné du centre de la circulation et du foyer de
la sensibité, plus il est sujet à la gangrène.

Dans cette théorie le point de départ est une fausse
hypothèse : l'irritabilité du système capillaire, quoique
moins obscure que celle des gros vaisseaux, n'est pas
assez grande pour avoir une influence remarquable sur
l'inflammation. L'irritation de ce système, envisagée

---

(1) Haller a observé que, dans l'obstruction des vaisseaux par
les globules rouges du sang, la force du cœur prévalait et ré-
tablissait la liberté des passages. — *Du mouvement du sang,*
chap. 2.

(2) Hist. des Phlegm. *Prolégomènes*, *page* 20.

séparément, ne peut donc jouer le premier rôle dans cette maladie.

Cette exagération de l'influence des vaisseaux capillaires a conduit M. Broussais aux erreurs les plus grossières dans l'étiologie, et aux préceptes les plus dangereux dans la thérapeutique. Il a distingué une phlogose rouge, et une phlogose lymphatique dont il n'indique point la couleur ; des vaisseaux sanguins qui sont plus énergiques (ce sont ceux du poumon) et des vaisseaux sanguins qui ont moins d'énergie (1). C'est l'énergie des vaisseaux qui produit la phlogose : celle-ci n'est point un des élémens de l'inflammation ; elle est un instrument ou une cause. Si les dartres déterminent la phthisie, c'est en altérant les faisceaux lymphatiques des poumons ; mais toujours *au moyen d'une phlogose préalable* (2). La phogose précède l'engorgement des vaisseaux sanguins (3). Lorsque la bouche d'un scorbutique est brûlante, lorsqu'elle suppure, ce n'est point parce que la maladie a acquis un degré de plus ; c'est parce que la phlogose a succédé au scorbut (4). L'auteur a-t-il énoncé seulement une idée abstraite, ou bien a-t-il énoncé une idée fausse, en disant que l'inflammation n'est qu'une forme de l'irritation (5)? Il n'admet

---

(1) Ibidem, tome 2, page 138.

(2) Ibid., pag. 131.

(3) Ibid., pag. 141.

(4) Ibid., pag. 144.

(5) Examen des doctrines, etc., Propos. 190e.

d'engorgement *passif* dans les vaisseaux lymphatiques que lorsqu'ils sont comprimés. Il compare cet état des absorbans aux varices des veines ; et cependant les varices proviennent ordinairement de l'atonie (1). Cet état ne dépend pas de la même cause que les tubercules : ceux-ci sont une dégénération des faisceaux lymphatiques chroniquement irrités : ainsi, dans le même viscère, il y a défaut d'action ou engorgement passif de certains vaisseaux lymphatiques, et surcroît d'action ou engorgement actif d'autres vaisseaux du même genre. Ainsi, il n'y a jamais insuffisance de stimulus dans le fluide qu'ils contiennent. L'auteur n'a pas saisi le sens de cette dénomination populaire *d'humeurs froides*, qui est pleine de justesse. Il prétend que les stéatômes, les concrétions etc., reconnaissent toujours pour cause l'irritabilité exaltée, et jamais un défaut de vie (2) ; que l'inflammation des capillaires sanguins précède toujours celle des vaisseaux lymphatiques. Les tubercules sont le résultat d'une sur-excitation qui se propage des uns aux autres. Toutefois, les vaisseaux lymphatiques rendent aux capillaires rouges l'irritation qu'ils en avaient reçue ; en sorte que l'inflammation du poumon, qui est devenue lymphatique parce que l'irritation ou un mode d'altération a été communiqué par les capillaires rouges aux faisceaux lymphatiques, persévère parce que à leur tour les fais-

---

(1) Propos. 185ᵉ.

(2) Propos. 188ᵉ et suiv.

ceaux lymphatiques entretiennent l'irritation dans les capillaires rouges (1). Quelle est la cause la plus ordinaire des tubercules chez les individus qui ont les formes délicates et les chairs molles? La force expiratoire de la peau est modifiée par l'impression du froid. A la suite de cette torpeur des vaisseaux extérieurs, l'action organique des poumons est augmentée (2). J'estime, au contraire, que la lenteur de la circulation est la cause la plus fréquente des tubercules : si l'influence du froid concourt à leur formation, c'est parce que la transpiration est plus nécessaire aux personnes lymphatiques (3). Aussi le mouvement est pour elles un des moyens les plus efficaces d'empêcher la phthisie.

Selon M. Broussais, il n'y a point de phthisie complète purement scorbutique. Ses argumens sont : 1° « Comme le poumon contient les vaisseaux sanguins » les plus énergiques, il doit être attaqué le dernier » dans les maladies qui amènent l'inertie de l'appa- » reil circulatoire (4). » Lorsque l'embarras de la circulation devient général, les tissus dans lesquels les ramifications vasculaires sont les plus nombreuses et

---

(1) *Hist. des Phlegm. chron.*, 3e *édition*, *tome* 2, *chap.* 5, *page* 205 *et suiv.*

Le lecteur sortira, comme il pourra, de ce labyrinthe ; qu'il ne m'accuse point! je ne me suis point écarté du texte.

(2) *Ibid.*, pag. 214 et seq.

(3) Les rapports qui existent entre cette excrétion et les glandes ont été exposés par Hippocrate.

(4) Phleg. chron. tome 2.

ont le plus de sinuosités s'engorgent les premiers. Voilà pourquoi, dans les derniers instans de la vie, la congestion est plus grande dans les poumons que dans les autres appareils. C'est ce qui fait dire à Boërhaave et à Bichat que la péripneumonie survient dans toutes les maladies qui ont une issue funeste. « 2° dans le scor- » but, la fièvre hectique ne peut jamais acquérir assez » d'activité pour conduire le corps au marasme ». Dans le même volume, M. Broussais décrit une phthisie *apy-rétique avec marasme* porté au dernier degré (1). 3° « la diathèse scorbutique peut devenir promptement « funeste aux poumons déjà malades (2): mais pour » qu'elle pût les ulcérer, il faudrait qu'elle fût de na- » ture à s'y concentrer (3). » Ainsi, quelle que soit l'infection scorbutique, la part que les poumons prennent à cette infection ne saurait être assez grande pour déterminer seule l'ulcération ou une autre espèce de phthisie. Le cœur, dont la texture est dense et serrée, est ramolli au point que la circulation devient languissante (4). Les poumons, dont la substance est lâche et spongieuse, ne subissent point le même degré d'altération. Le scorbut engorge les capillaires sanguins, il les rompt, il les décompose (5). Les vaisseaux des poumons sont privilégiés (6).

---

(1) Voyez la 57ᵉ observation, tome 2, page 199 et suiv.

(2) *Ibid.*, *pag.* 145.

(3) *Ibid.*, *pag.* 137 *et seq.*

(4) *Ibid.*, *pag.* 138.

(5) *Ibid.*, *ibi.*

(6) L'auteur est tout aussi peu fondé à retrancher la mélancolie

Voilà quelques exemples des divagations et des subtilités qui remplissent le traité des phlegmasies chroniques (1).

---

du nombre des causes capables de donner naissance à la phthisie pulmonaire. Il a oublié le nom de *tabes*, donné par les anciens à cette dernière maladie. La mélancolie met obstacle à la nutrition.

(1) Cette dénomination est très-impropre. Il n'y a point de phlegmon chronique. La fièvre est un des phénomènes des phlegmasies viscérales. Les affections chroniques du foie, de la rate, de la vessie, de la matrice, du pylore même, existent ordinairement durant plusieurs semaines et parcourent leur 1re période sans fièvre, excepté lorsqu'elles ont été la suite immédiate d'une inflammation aiguë. Celle des poumons est la seule dans laquelle la fièvre se déclare dès le commencement. La confusion des noms a amené celle de la médication. La saignée prodiguée contre les prétendues phlegmasies chroniques a déterminé ou hâté l'issue funeste de la maladie.

CHAPITRE V.

Du langage de la nouvelle secte.

Il est difficile de classer les maladies ; il est difficile de les nommer. Une maladie étant un ensemble de phénomènes , la meilleure nomenclature serait celle dans laquelle le nom donné à chaque maladie exprimerait la totalité des phénomènes qui la constituent. Aucune langue n'est assez flexible ni assez riche pour qu'un seul signe puisse représenter un si grand nombre de modifications. Il a donc fallu se restreindre : de cette nécessité est née la diversité des bases qu'on a adoptées; aucune dénomination n'a fait connaître tout le caractère de la maladie. Deux termes génériques, inflammation et fièvre , ont un sens un peu moins borné : mais l'inflammation a un sujet, un foyer ; à la différence de la fièvre , qui n'a point de siége distinct. Il n'est dans aucun système exclusivement. Tous n'ont point une égale influence sur la détermination de la fièvre ; mais tous ou presque tous sont troublés par la fièvre ou pendant la fièvre. Sous ce point de vue seulement , et non relativement à ses causes , on est autorisé à dire qu'elle consiste dans un concours d'actions, qu'elle est *morbus totius substantiæ.*

Le mot inflammation est donc moins abstrait que le mot fièvre ; et l'on pourrait effacer ce dernier du vocabulaire de la médecine , 1° si l'on parvenait à prouver que l'ensemble des phénomènes auquel on a donné le nom de fièvre dépend toujours de l'inflammation ; 2° s'il était possible de connaître toujours le lieu que l'inflammation occupe ; car le mot inflammation , employé sans désignation d'organe , serait tout aussi vague que le mot fièvre. Or aucune de ces deux conditions ne peut être remplie.

Ici , la futilité de la nomenclature de M. Broussais commence à se laisser voir. En créant le nom de *gastro-entérite* , il n'a exprimé que la phlegmasie de l'estomac et des intestins ; il n'a désigné ni la cause, ni les degrés, ni les périodes, ni les influences de cette phlégmasie. On pouvait reprocher à l'inventeur de la dénomination de fièvre gastrique d'avoir assigné à la maladie des limites qui ne sont point dans la nature ; à l'inventeur de la dénomination de fièvre bilieuse , de fièvre putride, de ne l'avoir basée que sur une cause, et une cause hypothétique ; à l'inventeur de la dénomination de fièvre scarlatine, de fièvre miliaire , de n'avoir basé ces dénominations que sur un symptôme. On peut reprocher à l'inventeur de la dénomination de gastro-entérite d'avoir exprimé des notions fausses sur le siége de la maladie, qu'il a circonscrit dans un petit nombre de viscères, sur les phénomènes (il a exprimé ceux qui sont obscurs ou équivoques ; il n'a point exprimé ceux qui sont du ressort des sens).

Il prétend que les phénomènes du phlegmon ne sont pas nécessaires, qu'une irritation locale suffit pour caractériser une phlegmasie. Il suivrait de là que toutes les maladies peuvent être rangées dans cette classe : en est-il dans lesquelles l'irritation ne se manifeste sur aucun point? Enfin, quand bien même il serait prouvé que le nom de gastro-entérite peut ne signifier qu'une irritation, l'application qui en a été faite ne serait point justifiée : il ne dit point que cette irritation se soit propagée au-delà de l'estomac et des intestins. Il a donc tous les inconvéniens de celui de fièvre gastrique et il n'a aucun de ses avantages : il a un sens moins étendu, et aussi peu de justesse que le nom de fièvre méningo-gastrique, créé par M. le professeur Pinel.

En avançant dans cette discussion, nous découvrirons les motifs qu'on a eus de séparer certaines fièvres des phlegmasies : il est en effet des maladies dans lesquelles les phénomènes qui appartiennent à l'inflammation, et en tête desquels il faut placer la douleur, sont ce qu'il y a de plus évident, dans lesquelles la fièvre ne se montre point comme l'affection principale, tandis qu'il est des maladies dans lesquelles les phénomènes qui caractérisent la fièvre effacent tous les autres. En d'autres termes, toutes les fois qu'une phlegmasie s'est montrée comme la cause manifeste de la fièvre, on n'a nommé que la phlegmasie ; et toutes les fois qu'on n'a pu voir que la fièvre, la maladie n'a pas dû recevoir d'autre nom. D'autres argumens plaident en faveur de la distinction des fièvres et des phlegmasies. Il y a des phlegmasies que la fièvre n'accompagne point; il y en a dans lesquelles la fièvre cesse dès que la phlegmasie est bien développée.

Dans la fièvre, quelle qu'elle soit, il y a lésion des

principales fonctions, tandis que l'inflammation, quand elle n'a point une grande violence ou quand elle n'attaque point un organe important, n'amène point le même désordre. Il n'est donc pas étonnant que les anciens aient nommé fièvre un grand nombre de maladies dont le siége leur était inconnu. Jusque-là il n'y pas eu de fausse route. L'erreur a commencé lorsqu'on a supposé des fièvres essentielles, c'est-à-dire ayant une existence individuelle.

En disant que toute fièvre est le produit de l'irritation, M. Broussais prétendrait-il que la fièvre dépend toujours d'un accroissement de stimulus? nous lui objecterions que, dans un grand nombre de fièvres, notamment dans celle qui accompagne l'asphyxie, le défaut d'excitation est manifeste, la vie extérieure est suspendue ou modifiée, les contractions du cœur ont perdu, dès l'invasion de la maladie, une partie de leur force. Alors l'engorgement des petits vaisseaux ne doit point être attribué à une impulsion plus énergique donnée au sang par le cœur.

A la vérité, M. Broussais ne conteste point que l'atonie puisse produire la fièvre, *en donnant lieu à une irritation locale* : comment se fait-il que l'atonie porte toujours son influence sur les mêmes organes? Comment se fait-il que cette influence s'exerce d'abord sur l'estomac et les intestins seulement? car dans le nouveau système, les autres irritations qui surviennent dans les fièvres essentielles sont subordonnées à celle du tube intestinal. On pourrait lui demander pourquoi il traite les irritations ou les phlegmasies dépendantes de l'atonic , à l'égal des irritations ou des phlegmasies dépendantes d'un excès de ton. Presque toute sa thérapeutique concourt à prouver qu'il a supposé à la fois qu'il y a surexcitation dans toutes les fièvres , et qu'elle provient de la pléthore des vaisseaux sanguins.

Constamment il a fait de l'irritation la maladie principale. Il n'a point vu que très-souvent elle était un résultat très-secondaire : chez une personne qui a habité un appartement humide , une ou plusieurs glandes s'engorgent. La douleur ne se manifeste que lorsqu'elles ont acquis un certain volume. Ici l'engorgement est la cause et non le produit de l'irritation.

Dans la fièvre l'irritation est générale ; elle se fait remarquer davantage dans les organes qui ont une plus grande somme de sensibilité, ou qui sont plus exposés à l'action des stimulans. Sous ce double rapport l'estomac, les intestins, le cœur, le cerveau doivent être plus irrités. Mais on se trompe lorsqu'on suppose que ces viscères sont le siège exclusif de la maladie , qu'elle y a commencé plutôt que dans les autres viscères. Lorsqu'on admet de prétendues gastro - entérites , compliquant d'autres affections, soit chroniques , soit aiguës , on méconnaît ou l'on oublie la susceptibilité du centre épigastrique. Alors on envisage l'irritation , la phlogose de l'estomac et des intestins comme une maladie particulière et indépendante , tandis qu'elle n'est autre chose que la part que ces viscères prennent à l'irritation commune. L'hypothèse qui représente la complication de la gastro-entérite avec d'autres affections, ressemble à celle qui a fait admettre des complications

dans les fièvres, c'est-à-dire la réunion de deux fièvres, ayant chacune une existence propre, un caractère distinct, et se joignant comme deux arbres qui
portent des fruits différens; hypothèse aussi bizarre
que les noms auxquels elle a donné naissance, tels
que ceux de fièvre bilioso-putride, putride et inflammatoire, bilieuse et catarrhale, gastro-ataxique, putride et maligne, adéno-nerveuse, etc., etc., noms
employés pour désigner deux fièvres de nature diverse,
tandis que la fièvre est une. Comme la variété de ses
symptômes consiste principalement dans leur plus ou
moins de violence, elle doit être rapportée, non à la
complication de deux fièvres, mais à la constitution du
sujet, à la nature et aux proportions des excitans, à la
nature et aux proportions des sédatifs qui ont agi sur
lui, à la situation physique et morale dans laquelle il se
trouvait quand il a été exposé à une influence délétère,
à son âge, à la faiblesse de tel ou tel organe. Entrons
dans quelques détails : si l'inappétence, la soif, l'abattement, les nausées, la céphalée, l'accélération du pouls
se manifestent au degré le plus modéré, la fièvre n'a
point un caractère tranché, et l'on est embarrassé pour
lui donner un nom. Si les mêmes symptômes se déploient avec une certaine violence, si au lieu de se montrer avec uniformité ils redoublent à certains intervalles, alors la maladie sera susceptible d'une dénomination spéciale, quoiqu'il y ait seulement exaspération des phénomènes que je viens d'exposer, sans
intervention d'aucun autre. Que l'on mesure toute la
longueur de la chaîne que chacun d'eux peut parcou-

rir depuis le premier anneau jusqu'au dernier, on verra combien il y a de modifications, combien on a eu de ressources pour multiplier les noms, les classes, les genres, les espèces. En soumettant à la même investigation les phénomènes moins ordinaires, nous trouverions encore qu'il n'en est aucun qui n'ait ses gradations, ses différences en plus ou en moins, et qui n'offre un grand nombre de variétés. Ainsi, par exemple, il y a un intervalle immense entre le délire qui se déclare dans un accès de fièvre éphèmère et celui qui se déclare dans une fièvre ataxique; il en est de même du vomissement, des exanthèmes, du fuligo, etc., etc. Il y a peu de genres de maladies; mais, dans chaque genre, il y a un grand nombre de nuances et de degrés.

Si toutes les fièvres qu'on nomme essentielles dépendaient de la gastro-entérite, il y aurait plus d'uniformité dans leurs symptômes, surtout dans les symptômes prédominans : il en est ainsi dans les phlegmasies. Rien n'est plus varié que le symptôme qui prédomine dans les fièvres essentielles. Tantôt c'est le vomissement, tantôt c'est une chaleur mordicante; chez celui-ci, c'est le délire; chez celui-là, c'est la faiblesse du pouls. Une fièvre continue et des plus aiguës a coutume d'accompagner la phlegmasie de l'estomac et des intestins (1). Il n'y a dans cette fièvre ni intermittence, ni remittence.

La facilité avec laquelle les fièvres changent de type et dégénèrent, la fréquence avec laquelle des symp-

---

(1) Boër. aphor. 951e et 962e.

tômes qui appartiennent à un ordre ou à un genre de fièvre se mêlent, s'associent aux symptômes qui appartiennent aux fièvres d'un autre ordre ou d'un autre genre, l'uniformité de quelques phénomènes communs à toutes les fièvres, les nuances infinies qu'elles présentent et qu'on n'a pu désigner qu'en surchargeant la nomenclature de termes dont le sens est vague et indéterminé, tels que ceux de fièvre subintrante, fièvre hémitritée, fièvre obscure, fièvre subcontinue etc., les obstacles qu'on rencontre quand on veut trouver dans une fièvre un caractère bien tranché et lui donner un nom qui soit à l'abri de toute contestation, l'influence des crises ou, si l'on veut, de certaines évacuations sur un grand nombre de fièvres, prouvent que la plupart, presque toutes, la fièvre inflammatoire exceptée, dépendent de la même cause immédiate ou prochaine. Quelle est cette cause ? en la cherchant, M. le docteur Broussais n'a pas été plus heureux que ses devanciers.

Concluons : 1° Que la fièvre ne dépend pas toujours d'une phlegmasie ; 2° que l'une et l'autre ont souvent une existence simultanée ou même une origine commune ; 3° que nous sommes obligés de conserver le nom de fièvre pour exprimer un ensemble de phénomènes dont nous ne découvrons pas toujours la véritable cause ; 4° que la division des fièvres en intermittentes, en continues, en rémittentes est la seule contre laquelle on ne puisse élever aucune objection (1). En

______

(1) J'ai déjà émis cette opinion dans le recueil périodique de la Société de médecine, tome 56, page 408, mai et juin 1816.

dernière analyse, quand on proscrit ces noms pour leur substituer celui de gastro-entérite, en échange des dénominations fondées sur des signes non équivoques contre une dénomination tirée d'une hypothèse.

De même que **M.** Broussais a voulu rendre raison de toutes les fièvres par les divers degrés de l'irritation, de même il a voulu expliquer toutes les dégénérations morbifiques par l'intensité ou par la durée de l'inflammation. J'en veux citer un exemple : *les tubercules, les cancers du cerveau, etc., sont produits par l'inflammation chronique de ce viscère.* (1)

Ici le cancer et l'inflammation du cerveau sont une même manière d'être ; on ne peut séparer l'un de l'autre. On n'est pas plus autorisé à dire que l'inflammation chronique a produit le cancer, qu'on ne serait autorisé à dire que le cancer a produit l'inflammation ; il y a eu inflammation, dès que le cancer a commencé ; et dès que l'inflammation a commencé, elle a été de nature cancéreuse. Enfin, il y a eu simultanéité, il n'y a eu ni précession ni dépendance. Une inflammation aiguë peut devenir chronique par la persévérance de la cause qui l'a déterminée, par l'intervention d'un mauvais médecin, par beaucoup d'autres circonstances. Mais cette inflammation ne dégénérerait point en cancer, si dans le malade il n'y avait une prédisposition, une diathèse de cette nature. Voyez dans combien de détails il faut entrer pour rendre une subtilité évi-

---

(1) Proposition 127ᵉ.

dente, et jugez du nombre de volumes qu'il faudrait publier pour faire ressortir toutes les erreurs contenues dans les livres de M. Broussais!

Nous avions coutume de distinguer dans l'inflammation, comme dans les autres maladies, des degrés, des nuances, et de les représenter par les modificateurs ordinaires. M. Broussais emploie un autre langage : irritation, subinflammation, inflammation ; telle est l'échelle pathologique qu'il a construite.

Toute irritation assez intense pour produire la fièvre est une des nuances de l'inflammation (1); en d'autres termes : il n'y a point de fièvre là où il n'y a point de phlegmasie. Je dirai, à mon tour : il n'y a point de phlegmasie là où il n'y a point de fièvre. Après avoir admis que le degré d'irritation qui produit la fièvre est un état inflammatoire, M. Broussais ne pourra pas s'empêcher d'admettre que dans l'état inflammatoire il y a toujours assez d'irritation pour produire la fièvre. Voyons si mes espérances ne seront point renversées par la proposition suivante : *Toute inflammation assez intense pour produire la fièvre, en parvenant au cœur, l'est assez pour être transmise en même temps au cerveau et à l'estomac, au moins dans son principe* (2). L'auteur distingue donc des inflammations qui sont assez intenses, et des inflammations qui ne sont point assez intenses pour produire la fièvre. En effet, nous

____

(1) Examen, Proposition 113e.

(2) Ibidem, Proposition 114^e

voyons des ophtalmies , des phlegmons , des catarrhes de l'urètre , de la vessie, des intestins, de la membrane pituitaire , sans pyrexie. Ai-je besoin de ce rapprochement pour démontrer qu'il y a des pyrexies sans inflammation? Il arrive souvent qu'une impression morale détermine la fièvre : où est alors la phlegmasie? La fièvre survient dans des affections chroniques, très-opposées à l'inflammation ; par exemple , dans la dernière période de l'hydropisie , des cachexies , du diabète sucré.

Comment pourrai-je mettre à découvert tout ce que cette proposition renferme d'erreurs et de subtilités? Elle nous représente l'inflammation du cœur comme étant aussi fréquente que la fièvre. Elle isole les organes ; elle fait abstraction de leurs rapports , de leur importance , de leur structure , de leurs fonctions , comme s'ils n'étaient pas tous subordonnés à l'action du cerveau. Elle nous peint une irritation qui se communique , comme une inflammation qui se transmet : d'où il faudrait conclure que l'inflammation des poumons ou des reins produit dans l'estomac et dans le cerveau la même phlogose , la même congestion , que celle qui existe dans les reins ou dans les poumons.

Au reste , l'auteur sent la nécessité de chercher des modifications. Cette inflammation , qu'il dit être transmise , devient sous sa plume une nuance d'inflammation (1) : *elle peut n'être transmise que dans son prin-*

---

(1) Proposition 114ᵉ.

cipe. Je n'ai point deviné le but de cette restriction nouvelle. L'auteur a-t-il eu le dessein de se mettre à l'abri de l'objection qu'on peut tirer de l'autopsie? A-t-il eu le dessein de rendre raison des nausées, du vomissement, de la céphalalgie, qui dans la variole, la rougeole, l'érysipèle ont lieu dès le début de la maladie, et qui s'apaisent dès que l'éruption est faite? Poursuivons : *Les irritations transmises au cerveau et à l'estomac par un organe enflammé diminuent quelquefois, malgré la persistance de l'inflammation qui les avait excitées* (1)...... Comment concilier cette proposition avec l'opinion accréditée, qu'il n'y a d'irritation circonscrite sur un point que celle qui est modérée? Il n'est point vrai que les irritations transmises au cerveau et à l'estomac diminuent, malgré la persistance de l'inflammation d'un autre organe. Tout se lie dans l'économie animale, *consensus unus.* Si l'irritation de l'estomac et du cerveau diminue, c'est parce que l'inflammation qui a son siége dans un autre organe est diminuée.

Sur quel fondement M. Broussais peut-il supposer que les relations des organes ne sont que temporaires? Que deviennent alors les sympathies? Quel concours de circonstances ôte tout-à-coup à un organe enflammé le pouvoir d'influencer l'estomac et le cerveau, ou de les influencer au même degré qu'auparavant? La communication de l'irritation est une conséquence immédiate de l'organisme. En vertu de quelle loi une cause

---

(1) Proposition 115ᶜ.

qui a agi d'abord sur le cœur, sur l'estomac et sur le cerveau, cesse-t-elle d'agir sur ces deux derniers. viscères, et continue-t-elle d'agir sur le cœur? *Le cerveau et l'estomac reprennent leurs fonctions, pendant que le cœur continue d'être vivement irrité et d'entretenir la fièvre* (1). Est-ce parce que le délire a cessé, que vous jugez que le cerveau a repris ses fonctions (2)? Les fonctions du cerveau n'embrassent-elles que l'exercice des facultés intellectuelles? Est-il prouvé, est-il probable que la vîtesse du mouvement du sang puisse être augmentée sans la participation du cerveau? Les subtilités de quelques expérimentateurs modernes ne sont point parvenues à le dépouiller de la royauté. C'est méconnaître les premiers documens de la physiologie, que de ne point voir que les contractions du cœur, quelles qu'elles soient, attestent l'influence du cerveau.

L'auteur a attribué à l'estomac et à l'encéphale la même susceptibilité et la même puissance : il a assigné à toute irritation capable de faire naître la fièvre un foyer principal, comme si elle était toujours une phlegmasie : il a supposé qu'elle avait toujours un point de départ ; qu'au lieu d'occuper simultanément plusieurs organes, tous les organes, dans des proportions relatives à la structure et à l'importance de chacun, elle se communiquait successivement d'un organe primitivement affecté aux autres organes ; et dans toutes les fièvres essentielles cette irritation locale, cette irritation

---

(1) Proposition 115e.

(2) Voyez la Proposition 116e.

primitive, source de toutes les irritations secondaires, a été rapportée à l'estomac et aux intestins grêles.

En résumant les propositions que je viens de réfuter, on trouve : 1° qu'il n'y a point de fièvre sans inflammation (1); 2° que l'inflammation produit la fièvre en parvenant au cœur; 3° qu'elle est en même temps transmise au cerveau et à l'estomac, au moins dans son principe (2). De là on peut conclure que la phlegmasie d'un organe n'est jamais seule, n'est jamais exclusive ; que nous ne pouvons avoir un accès de fièvre, sans être exposés aux chances de trois ou quatre phlegmasies réunies. Hâtons-nous de dissiper l'effroi qu'une telle perspective doit inspirer au lecteur, et d'établir quelques propositions générales qui lui fassent oublier le livre de M. Broussais.

L'irritation d'un organe est toujours en raison composée du degré de sensibilité dont il est doué , et de l'énergie du stimulus à l'action duquel il est soumis. Voilà pourquoi cette irritation qu'on nomme fièvre et qui est commune à tous les organes ne se fait pas également sentir sur tous. Elle est plus vive dans l'encéphale, parce qu'il est le foyer de la sensibilité, et que toutes les fortes vibrations y aboutissent ; dans le diaphragme, dans la peau , dans l'estomac, parce qu'ils reçoivent beaucoup de nerfs; au cœur, au foie , aux reins, à la vessie, parce que indépendamment du stimulus qui agit sur tous les organes, ils reçoivent l'in-

(1) Proposition 113e.
(2 Proposition 114e.

fluence d'autres stimulans. (1) Il suit de là qu'on n'est pas plus autorisé à rapporter les fièvres essentielles à la phlegmasie du canal intestinal , qu'on ne serait autorisé à les rapporter à une phlegmasie générale. La douleur de la tête est un symptôme beaucoup plus fréquent que la douleur de l'épigastre ou celle des hypocondres. C'est le phénomène le plus trivial de tous ceux qu'on trouve dans la description des fièvres. Le nom de céphalite aurait donc plus de titres que celui de gastro-entérite pour débusquer le nom de fièvre de la pathologie. Ce conflit met les sectateurs de M. Broussais dans une position difficile : très-souvent ils se croient obligés de sacrifier la dénomination de gastro-entérite à celle de fièvre cérébrale , et de poser force sangsues à la tête, au lieu de les poser sur le ventre. Il ne peut y avoir d'irritation limitée dans un tissu , à moins qu'elle n'ait aucune intensité , ou que le tissu irrité n'ait que des rapports très secondaires avec les actes qui entretiennent la vie. La facilité avec laquelle l'irritation se propage est en raison directe de ses degrés, de l'importance du rôle que remplit la partie qui est irritée la première , de la susceptibilité des parties qui ne sont irritées que par communication. Il est tout aussi absurde de supposer que le catarrhe pulmonaire se complique de gastro-entérite, qu'il serait absurde de

---

(1) Comme les erreurs du docteur Broussais viennent de ce qu'il a méconnu le petit nombre de lois générales qui régissent le corps humain, je n'ai pu éviter les répétitions. Voyez le chap. des sympathies.

supposer qu'il se complique d'inflammation de la vessie. Je veux accorder que dans le catarrhe et dans les phlegmasies plus intenses de la poitrine la pointe et les bords de la langue sont rouges, symptôme qui est fort loin d'être constant; que la langue est limoneuse, symptôme assez ordinaire; qu'il survient des nausées, symptôme fréquent : en devra-t-on inférer qu'il y a inflammation dans l'estomac et les intestins? Que ne prétend-on aussi que pendant le catarrhe il y a phlegmasie des reins et de la vessie, lorsque dans cette maladie il y a douleur dans les reins et excrétion d'urine rouge et bourbeuse?

CHAPITRE VI.

De la prétendue gastro-entérite et de ses variétés.

Quand on examine les divers noms donnés à la fièvre, on reconnaît qu'ils n'ont point une commune origine : les uns ont été fondés sur un seul symptôme, les autres sur la réunion de plusieurs. Il en est qui ont rapport au siége de la maladie ; il en est qui se rapportent à ses dangers : enfin, il en est qui ont été fondés sur la cause vraie ou présumée de la fièvre. S'il est vrai qu'une science se réduise à une langue bien faite, l'uniformité des bases dans la nomenclature suppose un degré de clarté que la médecine n'a point atteint. Dans la langue du docteur Broussais, il n'y a qu'un nom pour toutes les fièvres. Il embrasse les caractères les plus opposés, la plénitude du pouls et sa langueur, l'insomnie et le coma, la torpeur et l'agitation, la prostration et les mouvemens extraordinaires, la pâleur et la rougeur, le délire furieux et le délire taciturne. Si ces phénomènes se succédaient d'une manière régulière et constante, si le coma succédait à une grande agitation, si la faiblesse des contractions du cœur succédait à des contractions trop énergiques, on serait fondé à croire qu'une grande exaltation de la sensibilité a dû être suivie d'un état de *collapsus* : la sensibilité s'épuise par un exercice sans mesure. Mais dans certaines fièvres le coma, la faiblesse du pouls ont lieu dès l'invasion de la maladie, et persévèrent jusqu'à la mort. Cependant, dans la nouvelle théorie, l'influence des sédatifs n'est comptée pour rien ; l'irritation est toujours le mobile exclusif ; son point de départ est toujours dans l'estomac et les intestins. Tout est obscurité et contradiction dans l'étiologie : nous voyons dans un corps sain la motilité décroître par une abstinence prolongée, la suspension de la vie extérieure suivre l'absence des stimulans, notamment de la lumière, la décoloration de la peau suivre l'épuisement des forces. M. Broussais veut que, toutes les fois qu'il y a fièvre, le sommeil morbifique, l'asthénie, la pâleur reconnaissent une cause entièrement différente de celle-là, l'excès du stimulus ; et c'est à ces contrastes qu'il donne pour habit de déguisement le titre de médecine physiologique. Par cette confusion des agens et des produits, tous les symptômes sont réduits au même type, toutes les indications sont dirigées vers un but unique : aussi la thérapeutique de l'auteur confond tous les tempéramens et tous les âges, les phénomènes propres à la maladie et les épiphénomènes, l'affection principale et les complications, les phlegmasies et les engorgemens, toutes les périodes de la maladie et tous les modes de terminaison.

Quand bien même nous accorderions à M. Broussais que l'irritation est la cause prochaine de la fièvre, ses préceptes n'en seraient pas moins erronés. Il ne fallait point la considérer d'une manière abstraite. L'irritation suppose l'action d'un stimulus sur des fibres douées de sensibilité : ce stimulus est-il toujours le sang amassé dans les dernières ramifications vasculaires? n'est-il jamais étranger à l'économie? n'est-il jamais un miasme absorbé, un virus inoculé, un ferment contagieux? Nous sommes arrivés à la ligne de démarcation qui divise en deux grandes classes les fièvres dépendantes d'une phlegmasie : 1° celles dans lesquelles le stimulus est une matière hétérogène, n'appartenant point à l'organisation; 2° celles dans lesquelles le stimulus est le sang amassé dans les petits vaisseaux. L'étiologie des premières est moins obscure que celle des autres. Dans la variole, la rougeole, la plupart des scarlatines, la cessation de la fièvre, lorsque l'éruption est terminée, fait voir jusqu'à l'évidence que l'irritation était produite par un stimulant d'une nature étrangère à celle des liquides de l'économie animale. Quelles sont alors les chances de la saignée et de la méthode réfrigérante? qu'ont-elles été dans les années qui viennent de s'écouler, et dans lesquelles il y a eu beaucoup de varioles et beaucoup de fièvres scarlatines (1)? Les fièvres dans lesquelles la phlegmasie est évidente sont donc celles dans lesquelles la saignée est le plus évidemment funeste (2). Quelle

---

(1) Voyez, à la fin du volume, les tables de la mortalité.

(2) Je ne prétends point que dans ces maladies il n'y ait jamais indication de saigner. Mais l'expérience a prouvé que cette indication n'était point ordinaire.

conséquence en déduira-t-on pour le traitement des fièvres dans lesquelles l'inflammation est cachée ou équivoque? La nouvelle secte raisonne comme si les propriétés vitales conservaient toujours leur empire; elle agit comme si, dans les fièvres, ces propriétés étaient toujours en excès.

Suivons M. Broussais dans la recherche des causes qui déterminent les différentes modifications de la fièvre, et dans la critique à laquelle il soumet les noms que ces modifications ont reçus. Voici d'abord une supposition très-ingénieuse (1) : « Onze individus tombent » dans l'eau : le premier éprouve ce qu'on appelle » une fièvre inflammatoire; le second, une fièvre dite » gastrique; le troisième, un embarras gastrique; le » quatrième, une fièvre muqueuse; le cinquième, une » fièvre rémittente; les sixième, septième et huitième, » une fièvre quotidienne, tierce ou quarte; le neu- » vième, une fièvre pernicieuse; le dixième, une » phlegmasie continue; et le onzième, une phlegma- » sie intermittente. » Voulez-vous savoir pourquoi le premier de ces individus est attaqué d'une fièvre in- flammatoire? c'est parce que le froid a déterminé un refoulement des forces vitales et du sang, lequel est suivi d'un mouvement d'expansion avec fièvre. La con- centration des forces vitales étant la première cause de tout ce désordre, on doit s'étonner qu'il ne cesse point aussitôt que l'expansion a lieu. L'auteur, pour rendre raison de la durée de la fièvre, fait intervenir

____

(1) Examen de la doctrine médicale, page 196.

un autre agent ; c'est l'irritation qui persiste, après que le mouvement d'expansion a rétabli l'équilibre dans la distribution des forces vitales. *Plus l'irritation intérieure qui entretient la fièvre est intense, sans être très-douloureuse, moins la périodicité est marquée* (1). Voilà une des erreurs qui justifient le reproche que j'ai adressé à M. Broussais : il a envisagé l'irritation d'une manière abstraite. Une partie dépourvue de nerfs est-elle susceptible d'irritation? et la douleur ne doit-elle pas être en raison directe de l'irritation, partout où il y a des nerfs?

Voulez-vous savoir pourquoi le deuxième des individus qui sont tombés dans l'eau est atteint d'une fièvre gastrique? « C'est parce que chez lui la concentration » sympathique de l'action vitale repoussée de l'exté- » rieur est plus considérable dans la muqueuse des » voies gastriques que dans tout le reste (2). » Voici une nouvelle cause, et c'est encore un être métaphysique. Dans la fièvre inflammatoire, la sympathie est générale. L'action vitale refoulée se porte également sur tous les organes internes. Dans la fièvre gastrique, la sympathie est particulière. L'estomac attire à lui une plus grande portion d'action vitale ; cependant la quantité de celle-ci est supposée être uniforme chez les deux individus, au moment de l'immersion. Si l'auteur eût supposé que l'estomac du second était plus excité que l'estomac du premier, il n'aurait pas eu

---

(1) Ibidem, page 202ᵉ.

(2) Ibidem, page 199ᵉ.

besoin d'avoir recours à la sympathie pour expliquer la différence des résultats. Il ne voudrait point expliquer par une abstraction ce qu'il pourrait expliquer par des causes physiques.

« Supposez le sujet prédisposé à la sécrétion bi-
» lieuse, rempli de matières stercorales, les symptô-
» mes dits d'embarras gastrique, soit bilieux, soit
» stercoraux, sont ajoutés : tel est notre troisième su-
» jet. Que le malade soit prédisposé à la sécrétion
» muqueuse, c'est-à-dire d'une constitution qu'on ap-
» pelle pituiteuse, que les catarrhes bronchique et vé-
» sical s'y joignent; c'est le cas du quatrième malade,
» que l'on dit attaqué d'une fièvre muqueuse (1). »

Ainsi lorsque l'auteur à voulu établir les nuances de la gastro-entérite, il s'est embarrassé dans les mêmes hypothèses qui avaient donné naissance à une interminable et barbare nomenclature. Seulement il ne s'est p oint servi de ces hypothèses pour rendre raison du genre de la maladie; il ne les a employées que pour rendre raison des variétés. Voilà pourquoi il a distingué la fièvre bilieuse de la fièvre gastrique. Comme la fièvre bilieuse et la fièvre muqueuse dépendent de circonstances fortuites, comme la surabondance de la bile et la prédominance de la sécrétion muqueuse ne sont que des épiphénomènes ajoutés aux phénomènes de la gastro-entérite, comme la fièvre putride et la fièvre maligne sont des gastro-entérites exaspérées, il a fallu établir sur la fièvre gastrique le prototype de la gastro-entérite

______

(1) Ibidem, page 200e.

simple ou primitive. On saura donc que déjà dans la fièvre bilieuse la gastro-entérite commence à se compliquer ; que malgré la connexité qui lie les fonctions du foie avec l'action de l'estomac, l'irritation de ce dernier ne suffit point pour augmenter la sécrétion de la bile. La sécrétion de la bile et la sécrétion du mucus augmentées, le catarrhe bronchial ou vésical ne suffisent point pour produire la fièvre : ces agens ne produisent que des affections accessoires à l'affection principale ; et l'affection principale est la phlegmasie ou l'irritation du canal intestinal ; et cette phlegmasie, cette irritation du canal intestinal n'a point eu pour cause unique, pour cause première, l'influence du tempérament ou celle de l'atmosphère, qui a fait prédominer la bile ou les mucosités : d'autres irritans ont fait naître la gastro-entérite. On se convaincra que telle a été la pensée de l'auteur, si l'on considère que, sans elle, il n'aurait eu aucun motif de rejeter les dénominations de fièvre bilieuse et de fièvre muqueuse. S'il eût admis que la surabondance de la bile ou de la sécrétion muqueuse pouvait être le mobile de cet ensemble de phénomènes qu'on nomme fièvre, il n'aurait pas eu besoin de rapporter toutes les fièvres à la gastro-entérite. Enfin, il ne s'est point affranchi des hypothèses qui font jouer à la bile et à la pituite un rôle dans les maladies ; mais il a admis la préexistence de la gastro-entérite dans toutes les fièvres dites essentielles. Il avoue que certaines fièvres se terminent avec une sortie plus ou moins brusque des excrémens, une déjection copieuse de bile (cela arrive surtout quand le cours de la ma-

ladie n'a pas été troublé par l'intervention de la médecine). Ce mode de terminaison ne suffit point pour le
convaincre que l'irritation dépendait de la présence
des excrémens ou de la bile , et qu'alors la saignée eût
été ou superflue ou dangereuse. Examinons les argumens employés par M. le docteur Broussais pour enchaî-
ner les autres genres de fièvre à l'hypothèse favorite.

» Les mêmes tissus qui , dans un certain degré de
» souffrance, déterminent l'état de prostration , dans
» d'autres peuvent diriger sur le cerveau et sur les
» différentes branches de l'arbre nerveux, des irradia-
» tions douloureuses qui constituent les phénomènes
» dits ataxiques; et d'autre part , l'irritation des ex-
» pansions nerveuses renfermées dans la cavité cra-
» nienne modifie les différens départemens de l'ap-
» pareil sensitif et moteur , de plusieurs manières fort
» différentes, puisqu'elle y détermine , dans certains
» cas, des mouvemens extraordinaires, dans d'autres,
» un état de torpeur et d'asthénie plus ou moins con-
» sidérable ». (1)

» Les gastro-entérites aiguës, qui s'exaspèrent, ar-
» rivent toutes à la stupeur , au fuligo , à la lividité , à
» la fétidité , à la prostration, et représentent ce qu'on
» appelle fièvre putride, adynamique, typhus : celles
» dans lesquelles l'irritation du cerveau devient consi-
» dérable, qu'elle s'élève ou non au degré de la phleg-
» masie, produisent le délire , les convulsions etc., et

____

(1) Examen de la doctrine médicale généralement adoptée , art.
3me, page 190e.

» prennent le nom de fièvres malignes, nerveuses, ou
» ataxiques (1) : »

Je rapproche les deux textes, pour essayer d'en débrouiller le sens : quelles sont les gastro-entérites qui s'exaspèrent? ce sont celles qui arrivent à la stupeur, au fuligo, etc. Quelles sont les gastro-entérites qui arrivent à la stupeur, au fuligo, etc. ? ce sont celles qui s'exaspèrent : qu'on substitue la conséquence à l'antécédent ou l'antécédent à la conséquence, toujours est-il qu'on cherchera vainement dans ce dédale une explication qui satisfasse! Oublions pour un instant la langue de M. Broussais, et rendons à la dénomination de gastro-entérite son acception ordinaire. Y a-t-il des gastro-entérites plus exaspérées que celles qui sont le résultat de l'empoisonnement par les caustiques? cependant dans celles-ci on ne reconnaît point les mêmes caractères que présentent la fièvre putride, le typhus et la fièvre ataxique elle-même : on n'y trouve ni le fuligo, ni les pétéchies, ni la fétidité, ni le délire. Si les convulsions s'y manifestent, c'est 1° parce que dans l'empoisonnement par les caustiques l'excès du stimulus détermine dans les fibres musculaires la même mobilité qui, dans la plupart des fièvres putrides, des typhus, des fièvres ataxiques, est déterminée par l'insuffisance du stimulus (2); 2° parce qu'un simulant étranger à l'économie peut produire le même trouble qui,

---

(1) Examen des doctrines médicales et des systèmes de nosologie. Proposition 138e.

(2) *Convulsio ab inanitione.*

dans certaines fièvres, est produit par l'engorgement des extrémités vasculaires dans le cerveau, dans un autre organe important, ou par l'amas de matières qui devaient être excrétées. Mais dans l'empoisonnement les convulsions sont accompagnées de douleurs atroces, et quelquefois de contractions telles que les membres restent fléchis et écartés de l'axe du corps. Dans la fièvre putride, dans la fièvre ataxique et même dans beaucoup de typhus, la douleur est nulle ou moins violente. Quant au soubresaut des tendons, il est, dans les fièvres, à une distance immense des contractions outrées dont je viens de faire mention.

Il n'est pas facile de concevoir comment l'irritation détermine tantôt la stupeur, tantôt une grande loquacité ; tantôt la surdité, et tantôt un excès de susceptibilité dans tous les sens ; comment il suffit de l'irritation pour produire *la fétidité*, *la lividité* : M. Broussais aurait pu ajouter l'engorgement des parotides, les escarres gangréneuses, et ces escarres ailleurs que dans le canal alimentaire ; phénomènes dont quelques-uns attestent la prédominance des lois physiques sur les lois vitales.

« L'inflammation de l'encéphale est plus souvent » l'effet sympatique des inflammations de l'estomac, » que leur cause (1). Mettons cette proposition en » contact avec celle qui la précède (2) : nous serons

---

(1) Proposition 119ᵉ.

(2) « L'inflammation de l'encéphale entraîne toujours celle des voies digestives. » Proposition 118ᵉ.

autorisés à révoquer en doute que M. Broussais ait constaté les faits énoncés dans l'une et dans l'autre. Les conséquences que je vais déduire me semblent évidentes : de ce que l'inflammation de l'encéphale est plus souvent l'effet sympathique des inflammations de l'estomac que leur cause, il suit qu'il est impossible de reconnaître si l'inflammation a commencé dans l'encéphale ; et de ce que l'inflammation de l'encéphale entraîne toujours celle des voies digestives, il suit qu'il est impossible de reconnaître si elle a commencé dans l'estomac et dans les intestins. M. Broussais ne pourrait-il se résoudre à suivre un cours de logique ?

' La proposition 139ᵉ concourt à prouver que l'auteur n'a eu que des idées fausses sur les causes de la fièvre, sur ses divers modes, sur ses divers caractères, sur l'état des organes pendant la fièvre (1). Qu'entend-il par gastro-entérite compliquée ? Il veut dire, dans le premier examen, qu'elle est compliquée d'un certain degré de souffrance des tissus d'où résulte la prostration, ou d'un autre degré de souffrance qui donne à ces mêmes tissus le pouvoir de diriger sur le cerveau des irradiations douloureuses (2). Dans la gastro-entérite simple, il n'y a donc point des irradiations sur le cerveau. Si nous en croyons M. Broussais, le cerveau et les nerfs restent étrangers aux phénomènes de

---

(1) *Toutes les fièvres essentielles des auteurs se rapportent à la gastro-entérite simple ou compliquée..*

(2) Voyez ci-dessus le passage extrait de l'Examen, édition de 1816.

la gastro-entérite simple. La respiration devient précipitée, les contractions du cœur deviennent plus fortes
et plus fréquentes sans qu'il y ait un surcroît d'action
de la part du cerveau. Dans le deuxième examen, il
veut dire que la gastro-entérite peut être compliquée
d'exaspération, ce qui amène la fièvre putride, le typhus, ou d'une irritation considérable du cerveau, ce
qui amène la fièvre ataxique (1).

Si les nuances de la gastro-entérite sont regardées
comme autant de complications, s'il n'y a de gastro-
entérite simple que celle dans laquelle on observe la
fréquence du pouls, la chaleur, la sécheresse de la peau,
la douleur de la tête, des saburres avec ou sans limbe
rouge de la langue, en un mot, les symptômes de ce
qu'on nomme vulgairement fièvre gastrique, les phénomènes qui méritent le plus d'attention, ceux qui dans les
fièvres sont les plus redoutables, seront précisément
ceux qui ne seront point regardés comme constitutifs
de la maladie; ils seront placés hors de la gastro-entérite. Comment M. Broussais parviendra-t-il à constater
l'inflammation de l'estomac et des intestins dans la
fièvre gastrique? On ne meurt point de cette maladie!
Si, au lieu de voir dans les gastro-entérites exaspérées
des complications, nous n'y voyons qu'une plus grande
intensité, quelques degrés de plus dans l'irritation ou
dans la phlegmasie du tube alimentaire (signification
qui s'accorde peut-être avec la pensée de l'auteur,

---

(1) Voyez ci-dessus le passage extrait de l'Examen, édition de
1821.

quoique nous ne la trouvions point dans son style), nous devrons en conclure que les gastro-entérites exaspérées exigent un traitement plus antiphlogistique : d'où vient que la saignée est moins usitée et plus dangereuse dans ces maladies que dans les gastro-entérites non exaspérées? Je ne me suis point chargé de rendre raison de tous les contrastes qui ont été signalés entre la nouvelle doctrine et l'observation.

Terminons l'exposé des motifs qui ont engagé M. Broussais à rejeter les divers noms qui ont été donnés à la fièvre : « Celui de fièvre gastrique et celui de fièvre » muqueuse ne donnent l'idée que de deux groupes de » symptômes appartenant à quelques-unes des nuances » de l'irritation des voies digestives (1)....., »

Une maladie est - elle autre chose qu'un groupe de symptômes? Il semble que M. Broussais ait pris soin de montrer la futilité de son système : les noms de fièvre gastrique, de fièvre muqueuse expriment l'un et l'autre une irritation générale. Le premier exprime en outre le foyer primitif ; et le deuxième, la cause de cette irritation. La dénomination de gastro-entérite n'exprime qu'une phlegmasie, ou plutôt (dans la langue de l'auteur) qu'une irritation locale. Si le nom de fièvre gastrique et celui de fièvre muqueuse désignaient des nuances de l'irritation des voies digestives, ils auraient un avantage de plus sur la dénomination de gastro-entérite, qui non-seulement n'exprime point une irritation générale, mais qui n'exprime

---

(1) Examen. — 1816. — page 192ᵉ.

pas même les nuances de l'irritation des voies digestives. Toutefois il n'est point vrai que les anciens noms
que je viens de citer expriment des nuances. Les termes de fièvre insidieuse, de fièvre pernicieuse, de
fièvre maligne, sont à-peu-près les seuls qui aient cette
acception particulière.

» Les mots fièvre gastrique, fièvre muqueuse, n'ex-
» priment qu'un petit nombre d'effets d'une affection
» locale (1). » Le mot gastro-entérite n'en exprime
aucun ; il ne désigne que l'affection.

M. Broussais repousse les noms de fièvre adynamique, de fièvre ataxique, *parce qu'ils ne représentent point une maladie unique, sui generis* (2). Les termes de fièvre gastrique, de fièvre muqueuse, lui ont
paru avoir un sens trop limité : ceux-ci lui paraissaient avoir un sens trop étendu. Il est tombé dans une
contradiction si choquante, que je suis porté à croire
qu'il n'est pas en son pouvoir de lier un grand nombre
d'idées : il avoue que *les mots fièvre adynamique présentent l'idée d'un groupe de symptômes qui peuvent
dépendre, non seulement de l'irritation des voies digestives, mais encore de toutes les phlegmasies étendues et
douloureuses ; que les mots fièvre ataxique dépeignent
à l'imagination différens groupes de symptômes qui
peuvent reconnaître pour cause immédiate l'irritation
du centre nerveux, celle des viscères principaux de la
poitrine et du bas-ventre* (3) ; et cependant il rapporte

(1) Ibidem.
(2) Ibidem, pag. 192e et 193.
(3) Ibid. ibid.

constamment l'adynamie et l'ataxie à la phlegmasie de l'estomac et des intestins. S'il y a un grand nombre de phlegmasies capables de produire les mêmes symptômes, pourquoi les attribuer à une seule? De ce qu'ils appartiennent à plusieurs phlegmasies est-on autorisé à conclure qu'il faut rejeter des noms qui n'expriment que l'ensemble de ces symptômes mêmes, et leur substituer un nom qui assigne un siége unique à la phlegmasie? M. Broussais a deux mesures pour apprécier les phénomènes : s'il les considère dans leurs rapports avec la lésion des organes, il avoue qu'ils ne dépendent pas toujours de la lésion du même organe; s'il les considère dans leurs rapports avec les systèmes de nosologie, avec la nomenclature et les classifications, il ne voit plus dans ces phénomènes qu'une seule maladie; il ne voit dans le cadre nosologique qu'une place qui leur convienne. Enfin, s'il les considère comme des résultats, il les fait dépendre d'un grand nombre d'affections; s'il les considère comme des symptômes, il les rapporte toujours à la même affection. Ajoutons à cela qu'il étend ou restreint, à son gré, la valeur des signes. C'est ainsi qu'il prétend que les mots fièvre ataxique associent l'idée de faiblesse avec celle d'ataxie.

La prostration n'appartient point exclusivement à une maladie, dites-vous? ne peut-on pas élever une semblable objection contre la fréquence ou la dureté du pouls, contre la chaleur de la peau, contre les saburres, la sécheresse de la langue, contre les nausées, la douleur de la tête? Si vous élaguez du tableau tous ces symptômes par les mêmes motifs qui vous portent à élaguer l'adynamie et l'ataxie, que vous restera-t-il pour caractériser la gastro-entérite?

L'auteur aura certainement évité la faute qu'il reproche aux nosologistes : par quelle combinaison sera-t-il parvenu à présenter comme une maladie unique, une maladie *sui generis*, chacun des deux groupes de symptômes qu'ils ont nommés fièvre adynamique et fièvre ataxique? en réunissant sous une seule dénomination et ces deux groupes de symptômes et ceux que les nosologistes avaient appelés fièvre gastrique et fièvre muqueuse.

» Très-souvent les phlegmasies parenchymateuses, » et même celles de la muqueuse pulmonaire, quand » elles sont sans douleur, sont prises pour des fiè-» vres (1). » La méthode de M. Broussais ne garantit point d'une semblable méprise : à la vérité ses sectateurs ne confondront point la phlegmasie du parenchyme ou de la muqueuse des poumons avec une fièvre essentielle; ils la confondent avec la gastro-entérite.

» Si l'autopsie fait découvrir les traces d'une phleg-» masie, on la regarde comme un accident, une com-» plication, ce qui veut dire qu'on prend la cause pour » l'effet (2). » M. Broussais a-t-il vu beaucoup de praticiens, qui en pareille occurence aient imputé la fièvre à une cause autre que la phlegmasie? Les médecins qui ont écrit sur les fièvres, ceux-là même qui ont admis

---

(1) Ibidem, pages 87ᵉ et 88ᵉ.

ᴑ) Ibidem.

l'hypothèse d'un ferment fébrile, ont supposé que très-souvent elle avait pour cause une phlegmasie cachée ; ils ont indiqué dans le traitement des modifications relatives à l'existence de cette phlegmasie (1).

Quelle est la cause de la périodicité de la fièvre ? « Elle vient de ce que la périodicité physiologique de » l'action circulatoire devient pathologique par l'exal- » tation générale des forces vitales. » Cependant, dans le paragraphe suivant, l'auteur assure que la périodicité est en raison inverse de l'irritation. Félicitons-le de ce qu'il a inventé une explication qui peut être adaptée à toutes les maladies : pourquoi le mouvement du sang est-il ralenti dans l'accès de froid et accéléré dans l'accès de chaud ? c'est parce que l'action physiologique du cœur est devenue pathologique. Pourquoi tel malade va-t-il à la garderobe vingt fois en un jour ? c'est parce que l'action péristaltique des intestins, de physiologique qu'elle était, est devenue pathologique. Pourquoi tel auteur fait-il des raisonnemens dignes de pitié ? c'est parce que l'action physiologique de son cerveau est devenue pathologique.

D'après M. Broussais, la continuité, la rémission et l'intermittence de la fièvre sont trois nuances de l'irritation, dans une progression descendante : dans la dernière l'irritation ne persiste point ; elle se dissipe en 24 heures : le malade serait guéri, si la congestion, qui d'abord avait été produite par l'application des sédatifs à la périphérie et par le refoulement des forces

---

(1) Vide Torti Therap. spec. lib. 5, cap 2 et cap. 3.

vitales sur les viscères, n'était produite une seconde fois par les causes de périodicité qui agissent continuellement sur le corps des animaux et par la dépense d'action vitale (1), de forces nerveuses (2), laquelle a débilité le malade....

Ainsi, l'exaltation de l'action vitale avait déterminé le premier accès ; la diminution de l'action vitale détermine le deuxième. Il suivrait de l'hypothèse qui attribue une seconde congestion et le retour de la fièvre à ce décroissement de l'action vitale qu'il est impossible qu'une fièvre intermittente se guérisse spontanément ; car on ne saurait admettre que ce décroissement est la cause du deuxième accès, sans admettre en même temps qu'il est progressif, et que chaque accès doit ajouter à la débilité (3) : si je ne me fais point illusion, cette objection est décisive. Je n'hésite point à affirmer que le deuxième accès et les accès suivans reconnaissent la même cause que le premier ; l'action vitale était diminuée dès l'invasion de la maladie. La diminution de cette action dans les accès qui suivent n'est point née exclusivement des accès qui ont précédé. Ce n'est donc point au premier accès qu'on doit imputer le second ; ce n'est point au second qu'on doit imputer le troisième. L'auteur n'a point désigné cet état

---

(1) Examen de la doct. méd., page 206e.

(2) Ibidem, page 207e.

(3) *Tertiana exquisita ad septimum ferè accessum curatur.* Hip. Aphor.

d'asthénie comme la cause unique, ou comme la cause première de la fièvre. Il a supposé que l'influence séda-tive ne s'exerçait que sur la périphérie. Lorsqu'il a supposé qu'elle s'exerçait sur les organes internes, il ne l'a comptée que parmi les agens accessoires. Il dit « que si le sujet est débilité d'avance, ou s'il est mo-» difié par des miasmes délétères, la congestion est » plus grave (1). » Donc il ne reconnaît point les mias-mes comme causes déterminantes. Ce rapprochement suffit pour prouver qu'il n'a eu que des idées fausses sur la cause prochaine de la fièvre.

« Si on lui conteste l'identité des irritations qui dé-» terminent les diverses fièvres, il répondra par des » faits : il a plusieurs fois changé le type rémittent en » continu par des excitans (2). » Ce fait prouve bien l'existence de l'irritation dans les fièvres; mais il ne prouve point que dans toutes elle ait la même cause, le même siége. Un excitant, introduit dans l'économie pendant qu'un organe est aux prises avec une phlegmasie ou pendant qu'il est irrité, augmente la phlegmasie ou l'irritation, quel que soit cet organe. Que ce soit l'estomac ou que ce soit un autre viscère, l'inflammation ou l'irritation est accrue. M. Broussais a aussi changé le type rémittent en intermittent par des sédatifs, et le type intermittent en rémittent et en continu, lorsqu'il suivait la route empirique qu'il a

______

(1) Ibidem, page 211e.

(2) Ibidem, page 208e.

combattue depuis (1). Par la route empirique il entend l'usage des vomitifs et des purgatifs, qu'il prend pour des excitans, tandis qu'il est démontré qu'ils affaiblissent. C'est par cette influence débilitante qu'ils font dégénérer les fièvres intermittentes en continues, et les fièvres continues bénignes en continues malignes. D'autres faits justifient l'explication que j'oppose à celle de l'auteur : très-souvent les intermittentes cèdent à l'usage des toniques et des stimulans.

M. Broussais a voulu résoudre par l'hypothèse de l'irritation tous les problèmes que les fièvres présentent : leur type répond aux divers degrés, et leur caractère au foyer de l'irritation. Dans la fièvre inflammatoire, la congestion a lieu sur tous les viscères : sur quoi est fondée cette conjecture ? sur ce que l'action organique est exaltée dans tous. Ici l'auteur a oublié les rapports des organes. L'irritation est générale dans la fièvre, quelle quelle soit. La fièvre inflammatoire, très-improprement nommée angioténique par M. Pinel, peut être distinguée des autres, non parce que l'irritation est générale, mais parce que la pléthore est générale. Tout le système vasculaire sanguin est trop plein : voilà pourquoi dans cette fièvre, qui est très-rare, il n'y a point de frisson.

« Dans la fièvre pernicieuse, il y a une combinaison
» de la congestion générale, qui porte le nom de fiè-
» vre intermittente simple, avec une congestion plus
» remarquable sur un point très-sensible et très-in-

---

(1) Ibidem.

» fluent de l'organisme (1). » Puisque la congestion est générale dans les fièvres intermitentes simples,
et puisque, pour déterminer une fièvre pernicieuse, il suffit qu'à la congestion générale se joigne une plus grande
congestion sur un organe important, quel qu'il soit,
ni les fièvres pernicieuses, ni les fièvres intermittentes
simples ne devront être comptées parmi les gastro-entérites. M. Broussais fait lui-même une grande lacune
dans sa nomenclature.

Il prétend que la périodicité se fait voir dans toutes
les irritations, soit inflammatoires, soit nerveuses:
peut-on assimiler à la périodicité les exacerbations qui
se manifestent dans les phlegmasies aiguës? Quant à
celle qui s'observe dans les phlegmasies chroniques, par
exemple, dans la phthisie, dans l'ictère, dans les squirrhes, elle n'est jamais aussi prononcée que dans la fièvre
intermittente. Il n'y a point comme dans celle-ci de
longs intervalles sans pyrexie. La fièvre qui accompagne
ces phlegmasies pourrait tout au plus être comparée
avec la fièvre rémittente. Encore les paroxismes de
l'une ne sont-ils ni aussi évidens, ni aussi uniformes
dans leur retour et dans leur durée, que les paroxismes de l'autre. Si l'on faisait entrer la goutte dans ce
parallèle, on confondrait le retour avec la périodicité.
Il y a d'autres affections chroniques, telles que l'épi-
lepsie, la manie, qui se reproduisent, mais à des intervalles beaucoup plus irréguliers que la fièvre; et quand
bien même elles offriraient autant de persévérance, une

---

(1) Ibidem, pages 110ᵉ et 111ᵉ.

sorte de précision dans le renouvellement des accès , quand bien même on ne serait pas autorisé à leur contester une véritable périodicité, on ne devrait tirer de ce rapprochement des inductions favorables au nouveau système qu'autant qu'il serait prouvé que ces affections sont inflammatoires. Sans cette condition, l'objection fondée sur la périodicité de certaines fièvres reste victorieuse; on ne répond point à cette question : que devient l'inflammation pendant le temps de l'apyrexie ? Les paroxismes des fièvres continues ont lieu pendant la nuit plus souvent que pendant le jour. Plusieurs phénomènes morbides, par exemple la toux, la douleur, s'exaspèrent aussi pendant la nuit, au moment ou l'action de quelques stimulans est suspendue : pourquoi ? C'est parce que les mouvemens se concentrent, et que la sensibilité, qui pendant le jour est dépensée par les organes externes, se replie pendant la nuit sur les viscères.

CHAPITRE VII.

Enumération des gastro-entérites dans la doctrine du docteur Broussais.

LA doctrine du docteur Broussais est tellement exclusive que la gastro-entérite y est désignée tantôt comme la maladie principale, tantôt comme une complication de presque toutes les autres maladies; elle existe dans toutes les maladies aiguës et dans beaucoup de maladies chroniques, ou primitivement ou consécutivement. Elle est primitive dans toutes celles auxquelles on a donné le nom de fièvres essentielles, dans l'hypocondrie, dans le carreau, dans l'hépatite, dans l'hydrophobie, dans la rougeole, dans les autres phlegmasies cutanées aiguës. Si l'hydropisie succède à l'abus des liqueurs alcoholiques, ce n'est point parce que la contractilité a été diminuée par l'excès des stimulans, et parce que l'action des vaisseaux absorbans est toujours relative à la contractilité générale; c'est parce que l'abus de ces boissons a fait naître une gastro-entérite chronique, laquelle, à travers le canal digestif, le foie, etc., a pénétré lentement au péritoine (1).

La gastro-entérite est consécutive dans l'encéphalite,

____

(1) Proposition 157ᵉ.

dans toutes les inflammations extra-cérébrales capables de produire la manie (1), dans l'anévrisme du cœur, dans beaucoup d'inflammations articulaires, etc., etc. Elle est plus souvent primitive qu'elle n'est consécutive dans l'arachnitis (2). Enfin, quel que soit l'organe irrité, *si l'irritation reçue par l'estomac s'élève au degré de l'inflammation, on voit les symptômes de la gastrite* (3); et si l'irritation s'élève au degré de la gastrite, on voit les symptômes de l'inflammation de l'estomac. Je suis forcé d'avouer que certains aphorismes du docteur Broussais sont d'une grande évidence. Celui qui suit a besoin de commentaire : « c'est par une gas-
» tro-entérite aiguë que débute la variole; la phleg-
» masie cutanée la remplace et la termine, lorsque les
» pustules sont en petit nombre; mais elle la reproduit,
» si les pustules sont nombreuses (4). » Sydenham n'hésitait point à regarder comme le prélude de la petite vérole les convulsions des enfans, quand elles se manifestaient après la dentition : il était donc convaincu que la matière de l'éruption, avant qu'elle se fasse jour au dehors, suffit pour exciter sur le cerveau et sur les nerfs une irritation qui s'élève jusqu'aux mouvemens convulsifs.

Voici une circonstance d'un plus grand poids. Dans la théorie du docteur Broussais, les convulsions qui

---

(1) Proposition 125e.
(2) Proposition 126e.
(3) Proposition 110e.
(4) Proposition 142e.

précèdent la petite vérole sont déterminées par l'intensité de la phlegmasie de l'estomac et des intestins ; elles ajoutent au danger de la maladie. Sydenham, instruit par une longue expérience, les regardait comme le présage d'une petite vérole bénigne. Dans cette maladie, la gastro-entérite n'a pas plus de réalité que la pneumonie, la cardite, la céphalite, la néphrite, etc. : en d'autres termes, tous les appareils internes sont irrités simultanément par le virus contenu dans les vaisseaux. Lorsque ce virus est porté sur la peau, il y produit l'irritation qu'il produisait auparavant sur les viscères, et cette irritation est susceptible de se communiquer aux autres organes. Ainsi, quand bien même on admettrait que la totalité de la matière variolique a été déposée sur la peau, on pourrait rendre raison de la fièvre secondaire ou fièvre de suppuration, sans avoir recours à la supposition d'une gastro-entérite : est-il besoin d'y avoir recours pour expliquer la fièvre qui naît d'un phlegmon ou d'un érysipèle, qui n'occupe qu'une surface circonscrite ? Abrégeons cette discussion, et suppléons aux détails par des théorèmes généraux : la phlegmasie d'un viscère modifie les fonctions de tous les autres. Les phénomènes que l'importance des organes produit, l'intensité de la phlegmasie les produit aussi lorsque le siège de la maladie est dans un organe moins important. Le trouble des fonctions de l'estomac se laisse voir plus facilement et plus tôt que le trouble des fonctions des autres organes. C'est pour cela que M. Broussais suppose si souvent l'existence de la gastro-entérite.

Plusieurs affections chroniques de l'abdomen, soit qu'elles aient commencé par une inflammation , soit qu'elles dépendent d'une autre cause, amènent la dilatation des petits vaisseaux de l'estomac et des intestins; il survient des vomissemens d'autant plus bilieux que la mort est plus prochaine. Dans la nouvelle théorie , c'est encore là une gastro-entérite ; cependant la pléthore des petits vaisseaux vient de ce que l'embarras de la circulation s'est accru dans les mêmes proportions que l'atonie.

CHAPITRE VIII.

Des signes de la gastro-entérite.

QUELS sont les phénomènes qui caractérisent la gastro-entérite? Comme dans la théorie de M. Broussais toute fièvre, qui ne peut avec certitude ou avec une grande vraisemblance être rapportée à une autre affection locale, est une phlegmasie de l'estomac ou des intestins, nous devions présumer que nous trouverions dans des rapprochemens exacts la preuve qu'il y a identité complète, ou du moins une grande analogie entre les symptômes des prétendues fièvres essentielles et les symptômes de la gastro-entérite. Notre attente a été trompée : le tableau tracé par cet auteur, ne renferme que la description des fièvres, depuis la fièvre gastrique la plus légère, jusqu'à la fièvre jaune et la peste. Il suppose que les différences qui existent entre ces modes fébriles sont une conséquence de diverses nuances de la gastro-entérite ; et cependant dans aucun les véritables signes de cette maladie ne se présentent réunis. A la vérité, quand on parcourt la chaîne des fièvres on reconnaît, selon l'anneau auquel on s'arrête, quelques-uns des attributs de la phlegmasie de l'estomac et des intestins ; de même qu'on y reconnaît plusieurs des attributs de la phlegmasie des reins, de la vessie, du foie, du cerveau, des méninges, des glandes inguinales, des glandes de l'aisselle, de la parotide, etc.; mais M. Broussais ne tient compte que des premiers; tout est subordonné à la gastro-entérite. Ainsi il réduit presque toutes les maladies aiguës à une seule maladie, et toutes les médications à une seule médication.

Parmi les phénomènes qu'il assigne à la gastro-entérite, les uns sont communs à un grand nombre de maladies, même à celles qui sont entièrement opposées à l'inflammation; les autres n'appartiennent pas plus à la gastro-entérite qu'ils n'appartiennent à une autre phlegmasie, ou même à l'irritation d'un viscère autre que l'estomac et les intestins. Je vais les passer en revue le plus rapidement que je pourrai.

L'anorexie se manifeste dans toutes les phlegmasies internes qui ont une certaine intensité, et dans les phlegmasies externes qui sont accompagnées de pyrexie. Elle est d'autant plus prononcée que ces phlegmasies sont plus aiguës; elle se manifeste en outre dans les affections chroniques auxquelles l'inflammation est étrangère; par exemple, dans l'hydropisie, dans les cachexies, dans la nostalgie. La langueur de la digestion est à l'anorexie ce qu'une cause est à un produit; elle dépend de l'atonie ou d'une inégale distribution de la sensibilité, beaucoup plus souvent qu'elle ne dépend de la surexcitation du canal intestinal. La soif est un phénomène qui n'est ni moins trivial, ni plus caractéristique; elle est nulle dans plusieurs genres de fièvre : je me contente de citer la fièvre ataxique par contagion, et la fièvre ataxique compliquée de fièvre muqueuse ; au contraire, la soif est ardente dans la gastrite et dans l'entérite (1).

La chaleur de la peau est relative à la vélocité et au développement du pouls ; elle n'indique pas plus une phlegmasie du tube alimentaire, qu'elle n'indique une autre phlegmasie. Elle est aussi vive et plus constante dans la fièvre qui est déterminée par une pléthore sanguine générale. Si la main du médecin trouve plus de chaleur à l'abdomen, c'est parce que là le tact n'est point séparé des viscères par des parois osseuses. Dans les fièvres dites essentielles, la même augmentation de chaleur pourrait être observée au thorax et à la tête, si les organes contenus dans ces cavités étaient à une égale portée du toucher. M. Broussais et ses sectateurs assurent avec beaucoup de confiance qu'une chaleur acre et mordicante est un des effets les plus constans de la gastro-entérite : s'il en est ainsi, ils auront à chercher un autre nom pour un grand nombre de fièvres. Galien, que j'ose à peine citer depuis que le professeur du Val de Grâce a fait main-basse sur toute l'antiquité, a noté cette qualité particulière de la chaleur comme un des phénomènes propres à la fièvre putride. Quelques auteurs l'ont étendu à la fièvre bilieuse. Toujours est-il qu'il y a beaucoup de fièvres dans lesquelles il n'existe point.

A mesure qu'on avance dans l'examen des symptô-

______

(1) Boërhaave, aphor. 962ᵉ.

mes de la gastro-entérite, on s'aperçoit que M. Broussais a mis en fait ce qui est en question ; et que ne pouvant prouver que les symptômes de la gastro-entérite
fussent identiques avec les symptômes des fièvres essentielles, il a établi que les symptômes des fièvres essentielles suffisaient pour caractériser la gastro-entérite.
Il a échoué contre plus d'un écueil. Quel rapport y
a-t-il entre les signes de la gastro-entérite et la moro-
sité, l'abattement qui précède ou qui accompagne
certaines fièvres? On a reconnu une étroite connexité
entre la vacuité de l'estomac et la tristesse ; on n'en
a reconnu aucune entre la tristesse et l'inflammation
de l'estomac.

Je cherche en vain le délire dans la description de
la phlegmasie des viscères de l'abdomen, tracée par
les auteurs les plus accrédités. Ce phénomène, si fréquent dans les fièvres continues et dont les fièvres intermittentes ne sont pas toujours exemptes, manque
dans la gastrite et dans l'entérite. Lorsque le délire survient, c'est dans l'agonie ; ce n'est point comme un
symptôme de la maladie, mais comme un commencement de mort. Alors le trouble des facultés intellectuelles n'appartient pas plus à la gastrite ou à l'entérite que l'engorgement progressif de la poitrine.

Les individus qui succombent à la perforation du
canal intestinal par un projectile ou par un instrument
tranchant, ceux qui succombent à une lésion soit aiguë,
soit chronique, d'un viscère de l'abdomen, même à
l'inflammation qui est suivie de la gangrène, conser-

vent ordinairement jusqu'à la mort l'usage de leurs facultés intellectuelles.

La fièvre jaune, dans laquelle l'irritation de l'estomac et de plusieurs autres viscères de l'abdomen est portée au plus haut degré et produit des douleurs atroces, est le plus souvent exempte de délire. Il en est de même des phlegmasies aiguës de la poitrine, depuis le catarrhe jusqu'à la pneumonie. Ce phénomène appartient principalement aux fièvres dites essentielles ; et c'est là un des caractères qui distinguent ces sortes de fièvres de l'inflammation avec laquelle elles ont plusieurs traits de ressemblance.

M. Broussais ne sera point arrêté par ces objections : je devine sa réponse. « Les fièvres dites essentielles ne » sont autre chose que la phlegmasie ou l'irritation de » l'estomac et des intestins grêles. Il y a délire dans » cette phlegmasie ou dans cette irritation, puisqu'il » y a délire dans les fièvres dites essentielles. » Tous les raisonnemens sur lesquels s'appuie la nouvelle théorie sont de la même dimension et de la même force.

Le symptôme auquel l'auteur s'est le plus attaché, c'est la teinte rouge de la pointe et des parties latérales de la langue. Ici se présente une question : le limbe rouge de la langue étant la condition sans laquelle la gastro-entérite ne peut être admise, quel nom donnera-t-on à la fièvre dans laquelle les saburres occupent toute la convexité et les bords même de la langue, ou dans laquelle la pointe et les bords, sans être recouverts de saburres ont conservé leur couleur naturelle ? (Souvenons-nous que dans le vocabulaire de M. Broussais il n'y a ni fièvre gastrique, ni fièvre muqueuse ; qu'il n'y a point d'embarrras gastrique ; qu'il n'y a pas même de fièvre). Cette question n'embarrrasse point notre auteur. Si le limbe rouge a lieu, il atteste la gastro-entérite ; s'il n'a pas lieu, les saburres suffisent pour attester l'irritation. Dans la première de ces deux alternatives, il faut saigner pour guérir la phlegmasie ; dans la deuxième, il faut saigner pour l'empêcher. Le limbe rouge n'existe point dans les fièvres intermittentes. L'enduit de la langue est moins épais, moins jaune ; il occupe beaucoup moins de surface que dans les fièvres continues les plus bénignes (1). Cependant elles ne sont que des gastro-entérites.

Pourquoi la plupart des auteurs ont-ils donné peu d'attention à cette teinte rouge de la langue, considérée dans les bords seulement ? Serait-ce parce que la face convexe de la langue étant plus spongieuse, parsemée d'un plus grand nombre de mamelons glanduleux, et les bords étant d'une nature plus musculeuse, il doit se faire un plus grand dépôt de mucus sur la face convexe que sur les bords ? Toujours est-il que, 1° la texture de cet organe ne ressemble à aucune autre : La face interne des joues ne se couvre point de limon, quoiqu'elle soit tapissée comme la langue par la membrane muqueuse ; 2° la base et la partie moyenne de la langue sont très-souvent saburrales, tandis que les bords conservent leur couleur ordinaire ; 3° les saburres n'indiquent point une phlegmasie, et elles ne

---

(1) Voyez Leroy. — Du pronostic, section 3. — 275.

suffisent point pour indiquer l'irritation du canal digestif. Elles indiquent l'inertie de l'absorption. La teinte d'un rouge vif, d'un rouge foncé tirant sur le brun, vient de la sécheresse ; et la sécheresse vient de la langueur de la circulation, beaucoup plus que du développement de la chaleur. Aussi est-ce dans les fièvres dans lesquelles il y a plus d'atonie que la langue est plus sèche. Dans celle qui précède l'éruption de la rougeole et de la petite vérole, la langue est plus limoneuse et moins rouge ; cependant alors la phlegmasie n'est pas douteuse. L'irritation de l'estomac est très-vive, si l'on en juge par le vomissement qui accompagne les fièvres éruptives plus souvent que la plupart des autres.

Combien de modifications dans le mouvement du sang, et combien de nuances dans le pouls, selon les diverses espèces de fièvre ! Eh bien, ces modifications, ces nuances, ont la même signification sous le tact de M. Broussais. Toutes expriment une gastro - entérite ou une entéro - gastrite. Les auteurs avaient noté la fréquence et la dureté du pouls comme un des symptômes de cette phlegmasie. Baglivi assure que dans toutes les affections de l'estomac il est petit et serré. Le pouls ne peut avoir aucun rhythme qui ne s'accorde avec la gastro - entérite. Qu'il soit fort ou qu'il soit faible, qu'il soit élevé ou qu'il soit petit, qu'il soit dur ou qu'il soit mou, qu'il soit précipité ou qu'il soit lent, qu'il soit plein ou qu'il soit concentré, qu'importe? Si la langue est saburrale, et surtout si le limbe rouge s'y fait voir, la maladie n'est point équivoque.

Le 1er jugement que nous avons porté après avoir lu la description de la gastro-entérite, tracée par M. Broussais et ses sectateurs, c'est qu'ils n'ont point saisi les rapports qui unissent les diverses parties de l'organisme, ni la connexité qui lie une fonction avec toutes les autres. Ils n'ont point vu que l'exaltation ou la diminution de la sensibilité, l'accroissement ou la diminution du stimulus devaient modifier l'action de tous les organes d'une manière proportionnée à la structure, à l'importance de chacun, au rôle qu'il exécute dans cette succession des scènes qu'on appelle la vie. Voilà pourquoi les phénomènes qui se rapportent aux organes les plus importans se montrent les premiers et dominent sur les autres. C'est ainsi que les phlegmasies du foie déterminent le vomissement. C'est ainsi que la douleur est alors plus vive dans l'estomac que dans le foie, quoique le premier ne soit affecté que par communication. Ils n'ont point vu des irritations générales ; ou s'ils en ont vu, au lieu de les considérer comme dépendantes d'une cause qui avait exercé une influence simultanée sur tous les organes, ils les ont considérées comme une conséquence de l'irritation d'un seul ; comme si l'irritation ne pouvait point commencer sur plusieurs à-la-fois ; comme si la sécrétion de la bile, la sécrétion de l'urine ne pouvaient point être troublées en même temps que la digestion.

De là l'hypothèse des sympathies, que M. Broussais a multipliée à l'infini, parce que, voulant rapporter tous les phénomènes des fièvres dites essentielles à la gastro-entérite, il a été obligé de supposer que ceux de ces phénomènes (et c'est le plus grand nombre) qui se déploient hors de l'estomac et des intestins, sont produits sympathiquement. Dans le tableau des sympathies on ne reconnaît pas plus la gastro-entérite, qu'une autre maladie (1). Ici l'altération des fonctions du cerveau ne dépend pas plus de l'altération des fonctions de l'estomac, que l'altération des fonctions de l'estomac ne dépend de l'altération des fonctions du cerveau. Elles dépendent d'une cause qui a agi en même temps sur ces deux viscères. Un coup, une chute, un stimulus particulier, une lésion organique déterminent d'abord une irritation locale et par suite un trouble général ; mais la plupart des causes qui produisent les fièvres dites essentielles, telles que les exhalaisons des marais, la chaleur et l'humidité de l'atmosphère, les émanations contagieuses, l'excès du travail, l'abus des plaisirs, etc. n'ont point eu, même primitivement, une influence exclusive sur tel ou tel organe. L'irritation dans chaque appareil se manifeste par des signes qui lui sont propres et qui sont relatifs aux fonctions qu'il remplit : au cœur, au diaphragme, aux poumons, par la toux, par l'accélération des mouvemens de la respiration et de la circulation ; dans l'estomac, par les nausées, le vomissement ; dans les intestins par la fréquence, la difficulté, la nature des déjections ; dans les glandes, par le gonflement ; dans tous par la douleur. L'irritation est générale, et souvent il est impossible de connaître le lieu où elle a commencé.

Je crois avoir prouvé que la prétendue gastro-enté-

---

(1) Voyez la proposition 137ᵉ.

rite du docteur Broussais diffère ordinairement de la phlegmasie du canal alimentaire ; je vais essayer de prouver qu'elle diffère des autres phlegmasies sous plusieurs rapports : dans les phlegmasies, la douleur est plus aiguë ; elle est un des principaux caractères de la maladie ; le siége qu'elle occupe est plus facile à reconnaître. Dans un grand nombre de fièvres il y a prostration sans douleur ; dans quelques-unes, la sensibilité est diminuée : assez souvent la douleur se fait sentir dans plusieurs régions à-la-fois, quelquefois dans des régions éloignées l'une de l'autre.

Dans toute phlegmasie des organes chargés d'une fonction du 1er ordre, si la fièvre persévère avec violence au delà du troisième septénaire, la maladie devient chronique ; les chances périlleuses redoublent.

La gastro-entérite du docteur Broussais n'en conserve pas moins le caractère des maladies aiguës. Qui ne sait que les fièvres rémittentes dépassent souvent le 5e et le 6e septénaire ? Quant aux intermittentes, elles persistent pendant plusieurs mois, pendant des années entières : telle est la fièvre quarte. Si elle dépend de la gastro-entérite, il faut avouer que l'inflammation est très-bénigne. Elle laisse de longs intervalles sans douleur, sans accélération du pouls, sans augmentation de chaleur à la peau. D'où vient que la plus bénigne des gastro-entérites est celle qui se juge avec le plus de lenteur ? Voudra-t-on assimiler les fièvres intermittentes aux phlegmasies chroniques ? Je demanderai pourquoi il y a tantôt pyrexie, et tantôt apyrexie ? Que devient l'inflammation durant les intervalles des accès ? Si l'on me répond qu'elle persévère, je demanderai pourquoi la fièvre a cessé? si l'on me répond que l'inflammation a cessé, je demanderai pourquoi la fièvre se reproduit; pourquoi il survient un nouvel accès après un temps d'apyrexie non douteuse, et sans qu'on puisse attribuer ce retour à de nouvelles influences? Observe-t-on la même *périodicité* dans les autres phlegmasies? Une grande quantité de stimulus, une grande somme d'irritabilité, la densité de la fibre, l'énergie musculaire, prédisposent aux inflammations, et contribuent à leur intensité (1). La mollesse de la fibre, une constitution ou lymphatique ou mixte prédisposent aux fièvres essentielles et rendent leur guérison plus difficile. En général, les femmes sont plus nerveuses que lymphatiques : c'est à la prédominance du système nerveux qu'elles doivent l'avantage d'être moins sujettes aux fièvres et le pouvoir de leur résister avec plus de facilité. J'ai publié, le premier, qu'elles étaient moins sujettes au délire que les hommes; je puis ajouter qu'elles sont moins sujettes aux maladies aiguës.

Les hommes d'un âge mûr et les vieillards sont plus sujets que les enfans et les jeunes gens aux phlegmasies des viscères abdominaux. Cependant ils sont moins sujets aux fièvres dites essentielles.

Toute phlegmasie, qui ne se termine point par résolution, se termine par suppuration. Ce dernier mode de jugement est rare dans la prétendue gastro-entérite.

---

(1) Boerh. Aphor. 874ᵉ.

La distinction des phlegmasies et des fièvres dans les cadres nosologiques a été comptée parmi les progrès de la médecine dans la dernière moitié du 18e siècle. En les confondant, M. Broussais a fait rétrograder la science. Il y a répandu plus d'obscurité que les pyréto-logistes qui n'avaient erré que dans la classification. Ceux-ci avaient réuni les phlegmasies et les fièvres proprement dites. Maintenant on retranche les fièvres et l'on n'admet que les phlegmasies.

Le docteur Broussais n'ayant pu démontrer l'existence de la gastro-entérite par des preuves déduites des phénomènes observés dans le cours des fièvres, a tiré ses principaux argumens de l'anatomie pathologique : ici l'inexactitude des rapprochemens, la fausseté des conséquences décèlent un médecin qui a constamment apporté dans l'autopsie la même prévention, qui n'y a apporté aucun souvenir de la physiologie, qui a vu chaque fait isolément et sans appréciation des rapports anatomiques, qui a confondu les résultats de la mort avec les résultats de la maladie, qui n'a comparé l'altération de la membrane de l'estomac et des intestins grêles après les fièvres, ni à ce qu'elle est après les autres maladies, ni à l'altération du tissu des autres parties.

Si après la céphalite, la pneumonie, ou une autre affection, la membrane muqueuse du canal alimentaire présente les mêmes injections, la même couleur qu'elle présente après les fièvres essentielles, on sera autorisé à en conclure que l'injection, la teinte rouge ou livide des intestins ne sont point des preuves suffisantes de la phlegmasie de cette membrane ; que ce n'est pas à cette phlegmasie qu'on doit rapporter la fièvre (1). Qu'elle est donc la cause de l'altération que l'autopsie fait voir dans l'estomac et les intestins de la plupart des cadavres ? Elle est due à la prédominance des lois physiques, lesquelles ont cessé d'être maîtrisées par les loix vitales ; c'est un phénomène analogue aux taches livides, aux ecchymoses que la surface du corps présente après la mort chez un grand nombre de sujets, et qu'on n'a pas été tenté d'attribuer à une phlegmasie de la peau.

Les vaisseaux qui se distribuent à l'estomac et aux

---

(1) M. Broussais a répondu ainsi à cette objection : *Leur excuse, c'est qu'on trouve cette rougeur dans une foule de maladies différentes. C'est comme s'ils disaient que la gastrite et l'entérite n'existent pas, parce qu'elles sont les plus communes de toutes les affections pathologiques....* Examen *de la doct.* — *page* 191.

N'est-on pas plus autorisé à déduire la non-existence de la gastro-entérite de l'absence de presque tous les symptômes qui la caractérisent, qu'à déduire son existence de la présence d'un seul symptôme qui, n'étant point propre à la maladie, ne suffit point pour la caractériser ? Y a-t-il plus de justesse d'esprit à supposer qu'une affection est la plus commune de toutes les affections, qu'il n'y en a à supposer qu'un phénomène est le plus commun de tous les phénomènes ? C'est une étrange manière de justifier une assertion, que de lui donner pour auxiliaire une assertion plus hardie. L'autopsie fait reconnaître quelquefois des lésions qu'on n'avait pas soupçonnées ; mais plus souvent elle confirme le diagnostic qui avait été porté pendant le cours de la maladie. Les gastro-entérites du nouveau système ne sont reconnaissables qu'après la mort.

intestins reçoivent le sang de l'aorte descendante ; et comme pour faire descendre un liquide il ne faut pas une impulsion aussi forte que celle qui est nécessaire pour lui imprimer un mouvement ascensionnel , il arrive que dans les derniers instans de la vie et à mesure que les contractions du cœur sont moins énergiques , l'aorte descendante reçoit proportionnellement plus de sang que l'aorte ascendante. De là vient qu'après les maladies qui ont eu quelque durée le tissu de l'estomac et des intestins est plus ou moins gorgé. D'un autre côté , les membranes ayant moins de contractilité que les muscles , les organes dans lesquels elles dominent sont ceux où la circulation doit languir davantage dans les derniers instans de la vie : aussi les dernières ramifications vasculaires se remplissent de sang dans les membranes muqueuses, et laissent échapper dans les membranes séreuses un fluide plus ténu.

A mesure que la vie décroît le sang s'amasse dans les petits vaisseaux , soit parce qu'il rencontre plus d'obstacles pour retourner au cœur , soit parce que les contractions du cœur son devenues trop faibles. L'impulsion du sang du foyer ou du centre de la circulation vers la circonférence , la circulation de ce liquide dans les troncs artériels et même dans tout ce système de vaisseaux sont principalement subordonnées à la force des contractions du cœur. Le retour du sang de la circonférence au centre , la circulation de ce liquide dans les radicules des veines, et même dans tout ce système de vaisseaux, sont plus subordonnés à la contractilité des muscles, des membranes, des divers tissus. La diminution de la contractilité générale produit donc la stase du sang dans les radicules des veines, et par suite, dans les veines d'un plus grand diamètre ; tandis que le mouvement du sang s'arrête dans les dernières ramifications artérielles, parce que les contractions du cœur manquent d'énergie : la colonne de ce liquide ne peut pousser celle qui remplit les extrémités des veines. Voilà comment la circulation s'embarrasse de proche en proche dans les derniers instans de la vie. Les contractions du cœur cessent lorsqu'il ne reçoit plus assez de sang pour être stimulé ; elles cessent par la diminution ou l'anéantissement de la contractilité des tissus membraneux, plutôt que par la diminution ou l'anéantissement de celle du cœur, laquelle survit à la contractilité de tous les autres organes.

L'engorgement des petits vaisseaux est donc une conséquence de la mort, surtout de la mort succédant à une maladie. Il est plus remarquable dans l'estomac et dans les intestins, parce que les extrémités vasculaires, comme les extrémités nerveuses, y sont très à nu.

Cette lenteur, cet embarras de la circulation qui suivent le décroissement de la contractilité, à la fin des maladies qui doivent se terminer par la mort, la faiblesse dépendante des progrès de l'âge les produit à des degrés moins remarquables. Les veines se dilatent chez le vieillard. L'abus des stimulans compromet la vie dans la vieillesse plus que dans les autres âges. Alors, le ton des petits vaisseaux, la contractilité générale, ne sont plus en rapport avec le surcroît d'activité imprimée à la circulation dans le cœur et dans les troncs artériels. Le sang s'amasse dans les membranes, ou il s'épanche dans le parenchyme des viscères, surtout du cerveau. La plupart des apoplexies ont lieu après des écarts dans le régime alimentaire. Elles sont dues à la difficulté que le sang éprouve pour retourner au cœur. Nous voyons le sang s'amasser dans les petits vaisseaux de la surface du corps lorsque les forces sont épuisées ou diminuées. Nous voyons ce phénomène s'associer aux phénomènes qui prouvent l'atonie du système lymphatique chez les scrofuleux. Nous l'observons chez les individus qui ont souffert la faim, chez ceux qui se livrent à la masturbation. Qu'on ne dise point que la lividité des paupières, l'injection du globe de l'œil viennent alors de l'irritation ! Je demanderais si c'est l'irritation qui fait que le vieillard a moins de force musculaire, marche avec plus de peine; si c'est par une suite de l'irritation que les sourcils s'abaissent et que la peau se ride.

La lividité des intestins n'est pas plus difficile à expliquer ; elle tient à un commencement de décomposition qu'atteste la teinte verdâtre des tégumens de l'abdomen, où, quelle que soit la cause de la mort, la décomposition commence plutôt qu'ailleurs.

Suivons les partisans du nouveau système dans l'interprétation des diverses nuances qu'on voit dans le canal digestif après les prétendues gastro-entérites : « lors-» que, disent-ils, la mort a été prompte, les parois de » l'estomac et des intestins sont fortement injectées, » mais sans inflammation manifeste. On trouve, se-» lon la durée de la maladie, la teinte plus ou moins

» rouge de la membrane muqueuse, l'état brun ou
» noirâtre, qui est voisin de la gangrène ou qui la ca-
» ractérise. »

Il suit de ce que je viens de citer que l'irritation tue
plus vîte que l'inflammation, qu'une phlegmasie légère
tue plus vîte qu'une phlegmasie plus intense, que les
degrés de l'irritation ne sont point proportionnés
aux degrés de la phlegmasie, que la couleur de la
membrane de l'estomac et des intestins n'est point
relative à la violence de la gastro-entérite, toutes conséquences tellement bizarres qu'il est superflu de dire
qu'elles ne s'accordent point avec les faits, notamment avec ceux qui se rapportent à la plus grande partie des empoisonnemens. Au reste ces faits, tels qu'ils
sont exposés par les artisans de la nouvelle théorie,
prouvent que l'injection des petits vaisseaux de l'estomac et des intestins est proportionnée à la durée de la
maladie plutôt qu'à sa violence. Ils justifient l'explication que je viens de donner, et qui d'ailleurs s'appuie
sur des observations encore plus tranchantes. Benjamin
Rush dit qu'on n'a trouvé aucune altération organique
dans les cadavres de quelques individus morts de la
fièvre jaune, mais qui avaient succombé du premier au
troisième jour.

On a cru lever toutes les difficultés en nous aver-
tissant que les membranes internes sont plus colorées
pendant la vie qu'elles ne le sont après la mort, en établissant une analogie entre la pâleur des lèvres, de la langue,
des pommettes, de toute l'habitude externe des cadavres, et la pâleur de la membrane interne du canal di-

gestif, comparaison qui aurait quelque valeur si la mort de tous les organes était simultanée ; mais elle est successive : c'est parce que le sang, pendant l'agonie, n'a point abordé dans les petits vaisseaux de la peau, qu'il s'est amassé dans les vaisseaux de la muqueuse de l'estomac et des intestins. Ceux-ci sont à une moindre distance du cœur. M. Broussais n'a-t-il jamais observé la différence qu'il y a entre la couleur des tégumens chez les soldats tués sur le champ de bataille, et la couleur des tégumens chez les soldats morts dans les hôpitaux ?

Aussitôt que l'on commença à faire servir la dissection à la recherche des causes de la mort, les viscères de l'abdomen furent soumis à l'autopsie. Ils se présentent les premiers au scalpel de l'anatomiste ; leur examen est plus facile que celui des organes renfermés dans les autres cavités. Quiconque a fréquenté les hôpitaux et les amphithéâtres a pu se convaincre que dans l'ouverture des cadavres on procédait d'abord à l'investigation de l'estomac et des intestins, non seulement après les maladies qu'on avait présumé dépendre d'une lésion de ces viscères, mais encore après les maladies dont on n'avait ni deviné ni soupçonné le siége. Si les médecins avaient rarement compté l'injection de la membrane muqueuse du tube alimentaire parmi les causes de la mort, c'est parce qu'ils l'avaient observée sans préjugé et qu'ils ne l'avaient point exagérée ; c'est parce qu'ils avaient su l'expliquer autrement que par l'hypothèse d'une phlegmasie ; c'est parce qu'ils avaient reconnu un intervalle immense entre l'aspect que cette membrane présente après une gastrite ou après une entérite, et l'aspect qu'elle présente après la plupart des fièvres. C'est donc sans aucun fondement que M. Broussais et ses prosélytes accusent leurs devanciers d'avoir manqué d'attention ou de sagacité dans cette sorte d'exploration ; c'est sans aucun titre qu'ils aspirent à l'honneur d'avoir fait faire des progrès a l'anatomie pathologique.

Toutefois la phlogose du tube alimentaire a été observée et désignée par plusieurs auteurs comme cause de certaines fièvres. La teinte rouge et la chaleur brûlante de la bouche, la nature du vomissement et des déjections, l'apparition des aphtes justifient cette opinion. Quelle est donc l'initiative qui appartient au docteur Broussais? Il a prétendu que cette phlogose était la seule cause de toutes les fièvres essentielles ; il a prétendu que toutes les inflammations devaient être combattues par de copieuses saignées. Cette erreur est la plus funeste de celles qu'on trouve dans sa doctrine. Très-souvent la chaleur, les aphtes, le fuligo, la dilatation, la pléthore des vaisseaux attestent une diminution de la vie. Aussi, lorsque le cours de ces maladies est rapide, lorsqu'elles ont pour cause une température atmosphérique très-élevée, des miasmes contagieux, elles sont accompagnées de signes de fermentation putride. Cette putridité va croissant jusqu'à la mort. Si elle fait, immédiatement après la mort, des progrès qui effraient et qui commandent des précautions, c'est parce qu'elle avait commencé pendant la maladie.

CHAPITRE IX.

De la douleur attribuée à la péritonite dans la gas-tro-entérite du docteur Broussais.

La disposition d'un organe aux phlegmasies est en raison directe de la quantité de vaisseaux rouges et de nerfs qui entrent dans sa contexture. Les phlegmasies doivent donc être plus fréquentes et plus aiguës dans les membranes muqueuses que dans les membranes séreuses; les unes reçoivent beaucoup de nerfs et de vaisseaux rouges; les autres en reçoivent peu. D'un autre côté, la douleur qui accompagne une phlegmasie est en raison directe de l'intensité de la phlegmasie et de la sensibilité de l'organe ou du tissu qui en est le siége. Ces rapprochemens me paraissent incontestables; ils sont établis sur des lois générales auxquelles la nature ne déroge jamais. Cependant la douleur qui accompagne la pleurésie, et celle qui accompagne la péritonite, ont plus de violence que la douleur qui accompagne l'inflammation de la membrane muqueuse des bronches, ou l'inflammation de la membrane muqueuse de l'estomac et des intestins: pourquoi? c'est parce que l'inflammation n'occupe point exclusivement la plèvre ou le péritoine: elle n'y est point circonscrite. Ce sont les progrès, le développement d'une inflammation qui a commencé ou dans la membrane muqueuse, ou dans le parenchyme d'un viscère de la cavité thorachique ou de la cavité abdominale, et qui s'est étendue à la plèvre ou au péritoine (1). L'accroissement de la douleur vient, non de ce que des membranes séreuses sont le siége de l'inflammation ou y prennent part, mais de ce que plus l'inflammation se propage, plus elle a de violence. Aussi lorsque la phlegmasie occupe à-la-fois les poumons et la plèvre, elle présente des symptômes plus alarmans, que lorsque celle des poumons existe seule (2)! Aussi la phlegmasie de la plèvre est-elle beaucoup moins fréquente que celle des poumons (3) ! La péripneumonie existe souvent sans la pleurésie ; mais celle-ci n'existe jamais sans la péripneumonie. Les exceptions sont si rares, qu'elles ne sont d'aucun poids. Je n'ignore point que quelques auteurs, notamment Triller, ont prétendu que souvent l'inflammation était limitée à la plèvre ; mais l'opinion contraire a prévalu : Morgagni assure plus d'une fois qu'il n'a jamais observé de lésion grave de la plèvre, qui ne fût jointe avec une lésion grave des poumons ;

---

(1) Quelquefois les progrès de l'inflammation sont rendus évidens par les progrès mêmes de la douleur : *quibus autem pleuriticis initio quidem dolores sunt mites, quintâ aut sextâ die ingravescunt, ferè ad duodecimum perveniunt, ràròque servantur. Coac.* 387.

(2) Morgagni, de sedibus et causis, etc., epist. XX, art. 57 — 58. Id. epist. XXI, art. 28 et seq.

(3) *Quæ etiam plevræ inflammatio cum pulmonum inflammatione cunjuncta non tam crebrò in cadaveribus deprehenditur, quàm viri alioquin doctissimi videntur existimare.* — *Id. epist.* XXI. art. 9.

et qu'il a souvent observé celle des poumons , sans le concours de celle de la plèvre ; que lorsqu'il a observé ces deux lésions réunies, il n'a point reconnu que celle de la plèvre eût assez d'importance pour qu'on dût lui attribuer sur l'issue funeste de la maladie , ou une influence exclusive, ou une influence plus grande que celle qu'avait eue la lésion des poumons (1). Enfin il assure que, toutes les fois que la phlegmasie embrasse le poumon et la plèvre , elle a commencé dans le poumon (2).

Après une chute, une percussion, une blessure, l'inflammation et la suppuration peuvent se borner à la plèvre. Alors la maladie a une marche chronique, et la douleur est beaucoup moins vive que dans la pleurésie aiguë. Si je soumettais au même examen les phénomènes de la péritonite, il aurait le même résultat. Il ferait voir que cette phlegmasie est toujours une maladie secondaire , une maladie consécutive. Ni Boerhaave, ni son commentateur n'en font aucune mention. Morgagni ne nous a transmis aucune observation de péritonite aiguë et indépendante de l'inflammation d'un autre viscère. Cullen est le premier qui en ait fait un genre séparé ; il s'est égaré dans sa définition. M. Portal soutient qu'elle n'existe jamais seule. Je viens de faire

---

(1) Épist. XXI, art. 28. — Épist. XX , art. 57, 58.

(2) Épist. XX , art. 58, 59. — Voyez la savante discussion à laquelle Morgagni a soumis cet aphorisme d'Hippocrate, *a pleuritide peripneumonia malum.*

une large brèche au système de M. Broussais : je viens de prouver que c'est sans aucun fondement qu'il a supposé que la plupart des phlegmasies aiguës de la membrane muqueuse de l'intestin grêle sont exemptes de douleur (1). Je viens de prouver que c'est sans aucun fondement qu'il a supposé que la douleur produite par l'inflammation du péritoine est plus violente que la douleur produite par l'inflammation des l'intestin grêle, ces deux inflammations étant considérées isolément et leurs degrés étant les mêmes; que c'est sans aucun fondement qu'il a attribué à l'inflammation du péritoine la douleur, lorsqu'il arrive qu'elle se manifeste dans les prétendues gastro-entérites. De ce que la phlegmasie des membranes muqueuses ou du parenchyme des viscères est accompagnée d'une douleur plus vive lorsqu'elle s'étend aux membranes séreuses, on ne doit point en inférer que la phlegmasie qui est circonscrite dans les muqueuses puisse exister sans douleur. Les modernes, en appelant l'inflammation une exaltation des propriétés vitales, ont-ils omis l'exaltation de la sensibilité?

Si nous adoptions les modifications qui ont servi de refuge à M. Broussais et à ses sectateurs, nous dirions que l'irritation, principalement dans leur langage, n'est qu'un degré, une nuance de l'inflammation; que toute irritation locale, capable de produire la fièvre, est aussi capable de produire la douleur. Dans un grand nombre de phlegmasies, la douleur précède la fièvre; dans certaines phlegmasies chroniques, la fièvre ne

____

(1) Voyez les Propositions 133e et 141e.

survient que peu de jours avant la mort. quoique la douleur existe depuis plusieurs mois, et quelquefois depuis plusieurs années. Les phlegmasies de la prostate et de la vessie en offrent des exemples (1). La douleur est donc un phénomène plus fréquent ou plus habituel que la fièvre dans l'inflammation : le catarrhe de la membrane pituitaire, le catarrhe guttural, le catarrhe des bronches ne sont pas toujours accompagnés de fièvre ; ils sont toujours accompagnés de douleur. Tout est contradiction dans la théorie de M. Broussais : il donne aux fièvres le nom de phlegmasie de l'estomac et des intestins ; mais il élague un des caractères de toute phlegmasie, surtout de toute phlegmasie aiguë. Des altérations de tissu observées après la mort et mal interprétées, lui suffisent pour donner un nom à une maladie, quoique toute maladie consiste dans la réunion de plusieurs symptômes, quoique les signes de la gastro-entérite ne se soient pas montrés pendant la vie (2). Il veut que les fièvres dites essentielles soient produites par le même mécanisme que la fièvre des pneumonies, qu'elles ne puissent avoir d'autre cause que

---

(1) Voyez Morgagni, lettre XLI, art 13.

(2) Cullen fait mention de ces altérations de tissu observées sur des cadavres, après la fièvre putride. Il dit que l'estomac a paru enflammé après la mort, sans que les symptômes de l'inflammation se fussent manifestés pendant la vie. Cette rougeur, ces taches livides sont une dégénération et non une véritable phlegmasie ; elles sont dues à la même cause qui produit le fuligo de la langue et des gencives, les exanthèmes de la peau. L'atonie, la diminution de la fibrine en déterminent de semblables dans le scorbut.

l'inflammation des organes digestifs ; mais il veut aussi que l'inflammation de ces organes ne soit point douloureuse, comme s'il y avait des pneumonies sans douleur : ainsi il renverse à son gré les théorèmes sur l'inflammation ; et au lieu de déduire cette conséquence que les fièvres nommées essentielles ne doivent point être rapportées à la phlegmasie de l'intestin grêle, précisément parce que dans la plupart de ces fièvres le ventre n'est pas douloureux, il a conclu qu'il n'y a pas de douleur dans la plupart des phlegmasies des intestins grêles. *Les auteurs, ignorant que la membrane interne des intestins grêles peut s'enflammer sans douleur locale, ont tous attribué à leurs entérites les symptômes de la péritonite* (1). Toute la démonstration est là. Voyez combien il a fallu inventer de chimères pour dresser l'échafaudage du nouveau système ! 1° Comme dans la plupart des fièvres dites essentielles il ne survient point de douleur dans l'abdomen, on ne pouvait les attribuer à la gastro-entérite qu'après avoir établi que cette inflammation ne produit point de douleur. 2° Toutes les fièvres dites essentielles n'étant point exemptes de douleur dans l'abdomen, on s'est trouvé réduit à la nécessité de placer le siège de la douleur dans une membrane séreuse, quoiqu'elle ait moins de sensibilité, quoiqu'elle soit moins exposée à l'action des stimulans que la membrane muqueuse de l'estomac et des intestins, quoiqu'elle soit moins sujette aux phleg-

---

(1) Proposition 141ᵉ.

masies idiopathiques, que ne le sont presque tous les viscères de la même cavité. 3° Enfin lorsque M. Broussais rapporte la cause des fièvres à l'irritation de l'estomac et des intestins grêles, comme à un terme moyen entre l'état de santé et une véritable phlegmasie, il ne sort point du défilé dans lequel il s'est engagé. Alors il suppose que l'estomac et les intestins grêles sont les seuls organes dans lesquels l'irritation ne puisse point être portée jusqu'à la douleur; car s'il admettait que l'irritation peut y être portée jusqu'à la douleur, l'hypothèse qui fait intervenir la péritonite serait superflue.

Maintenant, si nous cherchons pourquoi il a limité le foyer de l'irritation dans la partie supérieure du canal intestinal, nous découvrirons que c'est parce qu'il y a des coliques qui ne sont ni accompagnées, ni suivies de fièvre. Comme l'on est accoutumé à observer des rapports de proportion ou d'analogie entre la douleur et l'irritation, on aurait demandé comment une irritation moins vive dans les intestins produit la fièvre, et comment un plus haut degré d'irritation ne la produit point. M. Broussais s'est déterminé à diviser la membrane muqueuse de ce tube en deux portions, à donner à chacune un apanage distinct. Les fièvres dites essentielles ont été adjugées à la portion supérieure; la douleur a été laissée à la portion inférieure, avec un changement très-important : on la nomme *colite*, au lieu de *colique*.

Qui croira, en voyant les nombreuses circonvolutions des intestins grêles, qu'ils restent étrangers à la douleur? leur situation les rend plus sujets à l'inflammation que les gros intestins; les stimulans, les alimens âcres, les poisons irritent d'abord les premiers; ils ont perdu une partie de leur causticité avant d'arriver aux autres. M. Broussais désigne la douleur comme le caractère distinctif de la colite : à la vérité, il range celle-ci parmi les inflammations; mais il suppose qu'elle est d'une nature particulière, puisqu'il n'a pas voulu la comprendre dans la dénomination générique d'entérite; il prétend même que lorsque l'inflammation de l'intestin grêle et l'inflammation du gros intestin sont réunies, celle-ci forme une complication.

Voici une contradiction remarquable; elle est renfermée dans les propositions 130 et 131 : « L'inflam- » mation de la membrane muqueuse de l'estomac » n'est jamais vérifiée sur le cadavre, qu'avec celle de » la membrane muqueuse des intestins grêles (1) : le » cadavre offre quelquefois l'entérite seule; mais on » ne saurait affirmer son isolement avant l'autopsie; » et d'ailleurs la gastrite a toujours eu l'initiative (2). » Si la gastrite a toujours l'iniative; si elle n'est jamais observée sur le cadavre, isolée de l'entérite, on ne concevra point que l'autopsie fasse reconnaître l'entérite isolée de la gastrite, à moins qu'on ne découvre qu'avant l'invasion de l'une l'autre était déjà guérie. Quel motif a-t-on de supposer cette guérison? quel moyen a-t-on de la constater? Il n'est pas vraisemblable

---

(1) Proposition 131e.
(2) Proposition 132e.

que l'irritation commence toujours dans l'estomac, qui a moins de susceptibilité que le reste du canal alimentaire. Les purgatifs ne déterminent point les contractractions de l'un; ils déterminent les contractions de l'autre.

Quels sont, dans cette association de la phlegmasie des intestins et de la phlegmasie de l'estomac, les phénomènes qui caractérisent la prédominance de la première? C'est la faculté de satisfaire la soif, la rapidité de l'absorption des liquides appropriés. Sans cet avertissement, j'aurais confondu ces signes avec quelques-uns des signes d'une bonne santé (1). M. Broussais suppose que l'estomac et les intestins grêles sont les seuls organes qui aient des relations directes avec le cerveau (2).

—————

(1) Proposition 133ᵉ.

(2) Aucune inflammation extra-cérébrale ne peut produire la manie sans le concours de celle de l'estomac et des intestins grêles. *Proposition* 124ᵉ.

CHAPITRE X.

Des causes de la prétendue gastro-entérite.

————

M. le docteur Broussais a donné la même interprétation aux causes les plus opposées, aux excitans et aux sédatifs, à l'abstinence et à l'excès des alimens, au froid et à la chaleur, à la mollesse et au travail. Entre l'influence de ces divers agens et toute la maladie, il n'a vu que l'irritation ; il ne s'est pas élevé plus haut. Il a constamment imputé l'engorgement des extrémités vasculaires à une surexcitation ; les modifications de la contractilité ne sont comptées pour rien. La débilité générale dispose à l'irritation générale et ne suffit pas pour la faire naître ; elle ne peut donner naissance qu'à une irritation locale ; celle-ci est un intermédiaire entre l'atonie et l'irritation générale qu'on nomme fièvre. Pour faire sentir le vice de cette hypothèse, je me contenterai d'en déduire une conséquence : supposer que l'atonie ne peut produire la fièvre sans le concours d'une irritation locale, c'est supposer en même temps ou que la fréquence des contractions du cœur dépend toujours de la même cause qui produit l'augmentation de leur force, ou que l'accès de froid ne fait point partie d'une fièvre intermittente.

Toutes les causes des fièvres dites essentielles ont cela de commun, qu'avant d'engendrer une de ces maladies, elles ont porté leur influence sur le système digestif. « Parmi celles dont l'action a commencé sur ce système il faut compter les écarts de régime, l'ingestion des substances âcres ou vénéneuses; parmi celles dont l'action a été indirecte il faut compter les miasmes putrides, la chaleur excessive de l'atmosphère, qui, après avoir excité la peau et les poumons, excitent sympathiquement l'estomac et les intestins ». Si M. Broussais eût poussé assez loin l'analyse de ces phénomènes, il aurait découvert que, entre la prétendue excitation de la peau et l'irritation du tube alimentaire, il reste un grand intervalle. Toutefois cette chaleur excessive, ces miasmes putrides, qu'il regarde comme des excitans, sont asthéniques : aussi la chaleur est-elle d'autant plus dangereuse qu'elle est accompagnée de plus d'humidité. Les contrées où règnent la fièvre jaune et les autres typhus ne sont point celles dans lesquelles la température est la plus élevée ; ce sont celles dans lesquelles à beaucoup de chaleur se joignent beaucoup d'humidité et des émanations délétères. Cette influence asthénique est attestée par l'activité, la fréquence de la contagion dans les climats chauds, par la rapidité avec laquelle les substances animales s'y décomposent, par l'insalubrité d'un sol humide. Quel est le médecin qui ne sait point que l'usage des toniques est un des meilleurs moyens de la neutraliser? Les habitans aisés de la Zélande se mettent à l'abri de la fièvre en prenant, tous les jours, de la teinture spiritueuse de Kina. L'adversité, l'abattement, la crainte, toutes les affections tristes favorisent le développement de la contagion et suffisent quelquefois pour produire la fièvre avec adynamie , la fièvre ataxique. Personne ne s'est avisé de placer ces agens dans la classe des stimulans.

Dans le chapitre des signes de la gastro-entérite , j'ai tâché de prouver qu'elle diffère des phlegmasies sous le rapport des causes prédisposantes ; elle en diffère encore sous le rapport des causes occasionnelles. Le vent du nord produit la toux , l'angine , les points de côté , la dysurie ; le vent du sud produit les fièvres continues, les fièvres intermittentes : ces fièvres sont d'autant plus redoutables que l'air a moins d'élasticité (1). Tout agent stimulant peut produire l'inflammation. La faim, la privation des liqueurs fermentées , l'habitation d'un lieu bas et infect , d'une plage dominée par les eaux , toutes les causes énervantes sont capables de produire la prétendue gastro-entérite.

Je viens d'expliquer l'influence des miasmes putrides, des effluves des marais , d'une chaleur excessive , de l'humidité de l'atmosphère , des affections tristes : je pourrais expliquer de la même manière l'influence de l'épuisement succédant au travail , aux plaisirs, à l'intempérance , à la veille prolongée ; je prouverais que dans les fièvres que l'on nomme essentielles elle produit plusieurs phénomènes avant l'irritation ; qu'attaquer l'irritation , ce n'est point attaquer la maladie. La phlogose seule a fixé l'attention du docteur Broussais : quoiqu'elle puisse être le produit de causes très-variées, il a prétendu qu'il fallait toujours la combattre par les mêmes moyens.

----

1) Hip. Aphor. 5 et 21, sect. 3.

CHAPITRE XI.

Nouvelle analyse des phénomènes de la fièvre.

JE vais substituer des faits à des hypothèses. Je vais essayer d'expliquer les phénomènes par des propriétés, au lieu de les expliquer par des abstractions.

Demander si toutes les fièvres reconnaissent la même cause prochaine, c'est demander si toutes présentent les mêmes symptômes, et si dans toutes les mêmes symptômes prédominent. Un stimulus étranger à l'économie, l'excès ou l'inégale répartition des stimulans ordinaires, telle est la cause prochaine des fièvres dans lesquelles il y a pléthore générale ou une phlegmasie organique. C'est ainsi que l'usage ou l'abus des liqueurs alcoholiques, l'excès des alimens, l'impatience, la colère et les autres affections vives, peuvent faire naître la fièvre.

La diminution de la contractilité, telle est la cause prochaine des autres fièvres; presque toujours cette diminution dépend de l'insuffisance du stimulus plutôt que de l'insuffisance de la sensibilité. Ce que Boerhaave a attribué à la fréquence des contractions du cœur, *velocior cordis contractio*, il faut l'attribuer à leur faiblesse. Les pulsations sont petites toutes les fois qu'elles se succèdent avec une excessive rapidité. Dans un homme fatigué par une longue course ou par le travail, elles sont fréquentes et elles manquent de force ; nous les voyons s'accroître en nombre et décroître en développement, à mesure que les malades sont plus près de leur fin. Je veux emprunter de la physique une comparaison : les oscillations d'un pendule sont d'autant plus fréquentes qu'il a moins d'espace à parcourir.

Les contractions du cœur étant moins énergiques, le sang ne reçoit point assez d'impulsion pour être porté dans les dernières ramifications artérielles ; de là le froid qui se manifeste dans un grand nombre de fièvres. Prévenons une objection : dans le frisson fébrile, la peau et même les muscles se contractent plus fortement ; donc la contractilité générale est accrue. On s'est trompé quand on a confondu le spasme avec le frisson, ou quand on a considéré l'un comme la cause de l'autre : dans la fièvre, le frisson dépend le plus souvent, non du spasme, mais de la vacuité des petits vaisseaux, ou de la stagnation des fluides qu'ils contiennent. La peau n'a point acquis une plus grande somme de contractilité ; elle se resserre d'avantage parce que le cœur se contracte moins. Dans l'état de santé, l'afflux du sang dans les vaisseaux de la surface du corps lutte sans cesse contre la contractilité de la peau et parvient facilement à la subjuguer ; ce mouvement d'expansion cesse dans le frisson fébrile. D'un autre côté, la contractilité n'est point anéantie tout-à-coup : qui ne sait qu'elle persiste pendant plusieurs heures après la mort? La roideur cadavérique n'a pas d'autre cause ; elle a son principal siége dans les muscles parce que de toutes les parties ils sont les plus contractiles. L'action de l'air détermine des contractions qui ne sont plus contre-balancées par l'abord du sang. Aussi la roideur est-elle plus tardive lorsque la mort a été prompte : tandis qu'elle suit rapidement la mort dans les cadavres des animaux qui ont succombé à des maladies chroniques.

L'accès de froid dans la fièvre est un commencement de mort : voilà pourquoi l'intervention des sédatifs, au commencement de l'accès, peut avoir des suites aussi funestes que celle des excitans. Les uns augmentent la lenteur de la circulation et la stase du sang veineux autour des cavités droites du cœur ; les autres peuvent déterminer la suffocation ou une inflammation, en augmentant l'impulsion du sang artériel, pendant que son mouvement éprouve de la résistance dans les veines, et en rendant excessive la réaction qui se fait dans l'accès de chaud.

J'ai vu un jeune homme de vingt-deux ans, d'un tempérament lymphatique, succomber au frisson du quatrième accès d'une fièvre intermittente, après avoir pris, une heure avant l'invasion de la fièvre, douze gouttes de laudanum dans une potion qui lui avait été administrée comme antispasmodique. Dans les fièvres intermittentes, l'accès de froid est d'autant plus long, d'autant plus redoutable que l'influence des causes asthéniques est plus active, comme dans les climats chauds, dans les pays marécageux.

Il ne me sera pas difficile de rendre raison des autres symptômes de la fièvre par les mêmes données : ai-je besoin d'énoncer quelle est la cause de la faiblesse ; quelle est celle de la pâleur des tégumens au commencement de l'accès? Le tremblement, qui l'accompagne, n'a-t-il pas été observé après toutes les grandes évacuations? ne l'a-t-on pas observé peu d'heures avant la mort ? La peur fait aussi trembler: a-t-on coutume de la classer parmi les toniques ou parmi les irritans? La soif vient de ce que les extrémités vasculaires se vident. La douleur de la tête est due à l'embarras de la circulation , à la plénitude des vaisseaux du cerveau. L'anxiété , le spasme , le *rigor*, viennent de ce que la retraite du stimulus laisse une portion de la sensibilité disponible ; les pandiculations, les baillemens viennent aussi d'un défaut d'excitation : les approches du sommeil, la monotonie des sensations font bailler. Les nausées, le vomissement sont déterminés par la même cause , plus souvent encore que par la présence d'un stimulus dans l'estomac. L'influence du gaz acide carbonique fait vomir. Les individus faibles sont les plus sujets au vomissement. La gêne de la respiration , la toux viennent de ce que les viscères de la poitrine, beaucoup plus encore que ceux de la tête et de l'abdomen , se remplissent du sang qui auparavant était porté à la surface du corps.

La circulation , en se concentrant, accumule le sang dans les poumons, dans les troncs veineux qui aboutissent au cœur; le sang accumulé réveille ou augmente l'excitation. Cette cause n'est pas la seule qui prépare les changemens qui signalent la deuxième période d'un accès de fièvre. Si l'oreillette droite ne jouissait d'une grande contractilité , le premier accès de froid des fièvres qui sont nées des effluves des marais, d'un miasme contagieux ou de toute autre cause grave , serait presque toujours suivi de la mort. La somme plus considérable de contractilité de cette oreillette , qui, dans l'état de santé , supplée à la différence qui existe entre le sang artériel et le sang veineux, contribue à la réaction dans les fièvres ; elle supplée à ce que le sang a perdu de stimulus. Cette prérogative d'une contractilité plus grande que celle de l'oreillette et du ventricule gauche a été contestée par Haller. En vidant l'oreillette droite, en empêchant le sang d'y pénétrer de nouveau , en retenant le sang dans le ventricule gauche par la ligature de l'aorte , cet illustre physiologiste s'est convaincu que la première de ces cavités perdait son mouvement pendant que l'autre conservait le sien. Ces expériences prouvent : 1° qu'il n'y a point de contraction sans l'influence d'un stimulus ; 2° que la persévérance des contractions de l'oreillette et du ventricule droit , dans les derniers instans de la vie et après la cessation des contractions de l'oreillette et du ventricule gauche, ne suffit point pour mettre hors de doute l'existence d'une plus grande somme d'irritabilité dans les deux premières de ces cavités. Mais elles ne prouvent point que l'irritabilité soit la même dans toutes. Je me suis assuré , par un grand nombre d'épreuves, que l'oreillette droite se contractait plus fortement que la gauche , lorsque l'application d'un stimulant était faite immédiattement après l'ouverture de la poitrine d'un animal vivant ; qu'elle se contractait plus long-temps que la gauche, lorsque l'application d'un stimulant était faite après la mort. Cette supériorité provient-elle des faisceaux charnus de l'oreillette droite? provient-elle de sa texture, par suite de laquelle les nerfs y sont moins recouverts, plus près de la surface interne? J'estime qu'elle provient surtout de ce qu'elle reçoit plus de nerfs que les autres parties du cœur. Je n'exposerai point ici les détails de faits anatomiques dont l'investigation a offert de grandes difficultés et a exigé de pénibles travaux. Le livre de la nature est ouvert pour tous.

Dans les intermittentes et dans les continues, la diminution de la contractilité n'est point égale. S'il entrait dans le plan que nous nous sommes tracé de traiter ce sujet à fond, nous trouverions dans cette différence l'explication de celles que leur type et leur caractère présentent. Dans les intermittentes, il reste assez de contractilité pour que l'activité de la circulation soit augmentée pendant l'accès de chaud. Dans les continues, dans les paroxysmes même des rémittentes, les contractions du cœur ne sont jamais aussi énergiques, les pulsations ne sont jamais aussi développées qu'elles le sont dans l'accès de chaud d'une fièvre intermittente. C'est la fréquence plutôt que la force du pouls qui distingue les fièvres continues. Il faut excepter celle qui précède une éruption, et celle qui accompagne une phlegmasie de la poitrine ou de la tête, dans le commencement de ces phlegmasies et lorsque leur terminaison doit être heureuse (1). Je prie le lecteur de ne pas dédaigner des nuances qui sont fondées sur l'observation. Il n'est aucune modification qui doive être négligée. Quel est le praticien exercé qui, d'après un caractère particulier de plénitude et de vîtesse dans le pouls, n'a prévu plus d'une fois l'éruption de la variole ou de la rougeole ? Quel est celui qui n'a point remarqué que la faiblesse du pouls est le caractère dominant d'un grand nombre de fièvres continues. Il faut se souvenir que l'hypothèse, dans laquelle la diminution de la contractilité est considérée comme cause prochaine, n'embrasse point toutes les fièvres.

Puisque dans les fièvres intermittentes la période du froid est celle dans laquelle la nature paraît le plus opprimée, puisqu'en général les fièvres continues se déploient avec un appareil de symptômes plus formidables, comment se fait-il que le frissonnement soit plus court et moins intense dans celles-ci que dans celles-là ? Je pourrais dire qu'une fièvre continue forme une seule maladie ; que la fièvre intermittente en forme plusieurs, qui sont séparées par un intervalle plus ou moins long. Le froid étant inhérent à l'invasion, il ne doit avoir lieu qu'une fois là où la maladie est unique ; il doit se reproduire là où la maladie se reproduit. Dans la véritable continue, il n'y a qu'un accès de froid, parce qu'il n'y a qu'un accès de chaud.

---

(1) Dans les phlegmasies des viscères de l'abdomen la réaction n'est jamais aussi vive.

Celui-ci se prolonge jusqu'au dénouement de la maladie. Cette explication ferait voir pourquoi le retour du froid est aussi fréquent que le retour des accès des fièvres intermittentes, et pourquoi il ne se renouvelle point dans les continues. Elle ne s'étendrait point jusqu'à la différence qu'il y a entre le froid presque stupéfiant qui a lieu dans les unes, et le frissonnement léger ou modéré qui a lieu dans les autres. Cette différence tient-elle à celle des causes éloignées ? dépend-elle d'une lésion plus profonde des agens de la sensibilité ? Est-on autorisé à supposer que dans les premières le ralentissement de la circulation, qui selon Voullonne est un signe plus caractéristique de l'intermittence que le froid, précède l'irritation ; que dans les secondes les changemens qui se font dans la circulation sont précédés par une irritation ou générale ou locale ? La question principale demeure environnée de doutes, au milieu de questions accessoires dont la solution est impossible. J'ai tenté de l'éclaircir par l'application du principe déjà posé. En général, la diminution de la contractilité est plus grande dans les continues que dans les intermittentes (1), surtout dans les continues qui n'arrivent point à un jugement favorable avant le dixième jour. Quelques rapprochemens donneront un appui à ces conjectures : dans les affections chroniques de la poitrine et même de

(1) Voullonne dit que dans les continues la nature est plus découragée..... Cette hypothèse est vague et abstraite. Voyez le mémoire sur les fièvres intermittentes, etc., page 34.

l'abdomen , l'accès de froid est d'autant plus prononcé que ces affections sont plus récentes. A mesure qu'elles avancent vers leur terme , l'intermittence ou la rémittence s'efface , parce que la contractilité décroît en raison directe des progrès de la maladie. Les vieillards sont peu sujets aux fièvres intermittentes : la même cause , qui ne produit qu'une fièvre intermittente dans la jeunesse et dans l'âge mûr , suffit pour produire une fièvre continue dans la vieillesse. Alors l'atonie qui résulte de l'âge se joint à celle qui résulte de l'inoculation d'un miasme , d'un changement de température , en un mot , des causes ordinaires de la fièvre intermittente. Dès le commencement de certaines fièvres continues , le pouls conserve une faiblesse extrême. Il ne survient point de réaction ; le malade succombe avant le troisième jour. Les rechutes après les fièvres intermittentes , la dégénération de celles - ci en continues , reconnaissent très-souvent pour cause l'influence des évacuans ou d'une autre circonstance débilitante. Les fièvres intermittentes automnales se rapprochent des fièvres continues. Leurs accès sont fort longs , quelquefois doubles. Elles ne sont point exemptes de danger , même dans le climat de Paris et des provinces qui l'avoisinent. Elles résistent ou elles ne cèdent point irrévocablement aux fébrifuges , parce que le corps a été affaibli par la chaleur de l'été , et parce que les jours décroissent. Au contraire , les fièvres intermittentes vernales sont dépuratives. Leur guérison est prompte et facile. Des fièvres intermittentes , qui ont persisté pendant l'automne et pendant l'hiver, ont une terminaison heureuse et spontanée, au commencement du printems : pourquoi ? parce que les jours croissent, et que la température atmosphérique s'élève. Il y a concours de deux stimulans, la lumière et le calorique. Les stimulans naturels sont ceux qui ont le plus d'action sur les corps vivans. Il est aussi facile de concevoir comment divers modes fébriles naissent des diverses modifications du stimulus, que de concevoir comment les divers degrés de paralysie naissent de diverses modifications de la sensibilité.

Je ne me dissimule point qu'on ne peut trouver dans la durée ni dans l'intensité du frisson la mesure exacte de la diminution que la contractilité a éprouvée. Les chances d'une maladie sont plus dépendantes du caractère que du type de la fièvre. L'intermittence, la rémittence, la continuité absolue se retrouvent, à quelques exceptions près, dans chacun des divers ordres de pyrexie. On voit des fièvres intermittentes qui ne sont point dangereuses, et des fièvres continues qui sont très-redoutables, quoique, dans toutes, l'invasion ait été marquée par un grand froid (1). Chez les enfans il dure moins long-temps que dans les autres âges : 1° parce qu'il y a moins de distance du centre à la circonférence, du foyer de la circulation aux extrémités ; qu'il y a une plus grande somme de sensibilité et que par conséquent la réaction est plus facile et plus prompte ; 2° parce que dans l'enfance la circulation

____

(1) Parmi les dernières, Boerhaave cite la peste (Aphor. 623).

ayant plus d'activité , les pulsations se succédant plus rapidement , le mouvement du sang rencontre moins de résistance , les stases ont lieu moins souvent ; 3° parce que les petits vaisseaux cèdent , se dilatent proportionnellement avec la souplesse , le peu de densité de la fibre ; le spasme est moins durable. Chez les vieillards l'accès de froid est ordinairement très-long.

Lorsque la chaleur succède au frisson , la nature a déjà obtenu un succès. C'est ordinairement l'accès de froid qui entraîne les malades qui succombent à une fièvre intermittente. Il suit de là que la première période de ces fièvres est plus dépendante d'une influence étrangère à l'économie , que les autres sont plus dépendantes de l'organisme. Disons-le encore une fois : l'accès de chaud est une véritable réaction. Plusieurs auteurs l'ont regardé comme la conséquence de l'accès de froid. D'après cette considération , on serait forcé d'admettre que dans les fièvres continues la chaleur fébrile a une autre cause. Ce qu'il y a de certain c'est que l'intervalle qui amène le jugement d'une fièvre est d'autant plus court que la réaction a été moins interrompue : les continues parcourent leurs périodes avec plus de célérité que les rémittentes. Celles-ci se prolongent moins que les intermittentes. Plus il y a de distance entre deux accès , plus les intermittentes persévèrent. C'est encore aux proportions de la réaction que se rapporte l'observation qui a fait compter l'accélération du retour de l'accès (le type de la fièvre restant le même) parmi les présages d'une guérison.

prochaine, et qui a fait compter la durée du frisson au-delà de ses limites ordinaires parmi les circonstances défavorables.

Quoique la peau se colore davantage dans la deuxième période de la fièvre, quoique la chaleur soit augmentée, quoique les contractions du cœur deviennent plus énergiques, le pouls plus développé, la soif plus vive, cet état n'est point une inflammation. Bien plus ! La deuxième période de la fièvre rompt la stase du sang, qui est un des élémens de toute phlegmasie. Elle rétablit l'équililibre dans la circulation, la liberté des mouvemens volontaires, l'exercice des autres fonctions. Elle les rétablit pendant plusieurs heures, quelque fois pendant plusieurs jours ; phénomène d'autant plus admirable qu'il arrive sans le concours d'aucune puissance autre que celle qui est inhérente à la structure des organes.

Il est impossible d'assigner avec précision en quoi consiste la restauration qui s'opère dans les deux derniers temps de la fièvre, parce qu'il est impossible de connaître à fond la nature des *ingesta* ou des autres causes qui avaient modifié le principe excitant. On comprendra comment elle s'opère, si l'on fait attention que le sang traverse les poumons un plus grand nombre de fois que d'ordinaire dans un espace de temps donné ; que les sécrétions, les excrétions, acquièrent un surcroît d'activité. Le sang recouvre-t-il dans chaque accès les propriétés qu'il avait perdues ? La circulation et les autres fonctions sont-elles entièrement rentrées dans l'ordre ?

S'il en était ainsi, il serait tout aussi difficile d'expliquer la périodicité de la fièvre par l'hypothèse de la diminution de la contractilité, qu'il est difficile de l'expliquer par l'hypothèse de l'inflammation ou de l'irritation. J'ai constaté, par une exploration souvent répétée et faite publiquement dans la visite d'un hôpital, que dans les premières heures qui suivent la fin d'un accès de fièvre, le pouls devient languissant et que, plusieurs heures avant le retour de l'accès, la circulation se ralentit de plus en plus. Les pulsations sont séparées par de plus longs intervalles à mesure que l'invasion du nouvel accès est plus prochaine. Dans plusieurs sujets, elles n'ont point dépassé le nombre de cinquante-six à soixante par minute, quoique ces malades fussent jeunes ou dans la force de l'âge. Ce fait, qui n'avait pas encore été observé à des heures aussi distantes de celle de l'invasion de l'accès, me paraît être de la plus haute importance et jeter un grand jour sur l'origine de la plupart des fièvres essentielles. Il prouve que la langueur de la circulation peut devancer le spasme, qu'elle est la cause du spasme, au lieu d'en être l'effet. Il est opposé aux théories qui règnent ; il est opposé à celle *d'Hoffmann* et de ses sectateurs, qui ont attribué la rétropulsion du sang à l'irritation. Il atteste que la lenteur du mouvement de ce liquide prépare le renouvellement de l'accès, qui commence lorsque le stimulus que le sang avait recouvré dans les deux dernières périodes de l'accès précédent a été dépensé, lorsque la circulation a

tellement resserré ses limites que les dernières ramifications artérielles se trouvent vides (1). Les contractions du cœur s'affaiblissent de plus en plus, jusqu'à ce que le sang se soit amassé dans les grandes
cavités, principalement dans la poitrine. Alors la circulation s'accélère ; elle ne rentre que par degrés
dans tout son domaine ; elle le parcourt avec plus
d'impétuosité : la chaleur a pris la place du froid.
On n'aura pas plus de peine à concevoir comment
le trouble s'apaise après cette augmentation d'activité, qu'on n'en aurait à rendre raison de la veille
succédant au sommeil. Ceux-là même le concevront,
qui ne voudront pas admettre que la seconde période
de l'accès ait rendu au sang une certaine quantité
de stimulus. La surexcitation qui a eu lieu dans tous
les organes suffirait pour maintenir pendant quelque
temps la contractilité dans un état peu éloigné de
ses proportions ordinaires.

L'action des effluves des marais, des autres miasmes, peut être comparée à celle des gaz délétères :
ils altèrent l'un des deux principes de l'excitation.
Si l'action des miasmes est moins prompte que celle
du gaz acide carbonique, c'est parce que les premiers
sont mêlés à une certaine quantité d'air respirable,
tandis que celui-ci en est presqu'entièrement privé.
Dans le sang d'un asphyxié, le stimulus est nul ou

---

(1) On explique certains phénomènes par l'hypothèse qu'une
certaine somme de sensiblilité a été dépensée. L'hypothèse de
la dépense d'une certaine quantité de stimulus n'est pas moins
vraisemblable.

il est réduit à une si petite quantité qu'il ne peut suffire à l'entretien de la vie. Le malade, s'il n'est point secouru, s'éteint rapidement. Dans le fébricitant, le sang conserve ordinairement assez de stimulus pour que, amassé sur les viscères, il les puissse exciter : je dis ordinairement ; car il est des fièvres qui tuent en quelques heures, à la manière de l'asphyxie. Ce mode de terminaison prouve qu'on ne saurait expliquer par l'hypothèse de l'inflammation ou de l'irritation l'origine, les symptômes, l'issue de toutes les fièvres. Ce n'est point l'irritation, c'est la cessation de la contractilité qui est la cause la plus immédiate de la mort.

Si nous voulions insister sur cette comparaison, nous trouverions que les fièvres qui ressemblent le plus à l'asphyxie sont celles dans lesquelles il y a le moins de réaction, dans lesquelles les paroxysmes sont le moins tranchés ou le plus obscurs, telles que la fièvre continue putride, la fièvre d'hôpital, des prisons, des pays marécageux, etc. Ces fièvres présentent des indices plus certains de la pénurie du stimulus. Qui pourra, par la supposition de l'irritation transmise d'un corps à un autre, rendre raison des effets de la contagion qui se manifesta aux assises d'Oxford, de cette sorte de sidération qui frappe les voyageurs au milieu des sables brûlans de l'Afrique, de celle qui suit quelquefois la communication de la peste ? Il est évident qu'alors le stimulus est anéanti toutà-coup. Quelle est l'inflammation dans laquelle la mort est aussi prompte, à moins qu'on ne confonde l'inflammation avec l'épanchement? est-ce pour se rendre maître de l'irritation qu'on administre le quinquina dans des fièvres intermittentes qui n'ont point cédé ou qui se sont aggravées à la suite de la saignée? est-ce en se rendant maître de l'irritation, que dans les fièvres pernicieuses on parvient par une forte dose de quinquina à empêcher le retour de l'accès?

J'ai dit que la diminution de la contractilité était la cause prochaine d'un grand nombre de fièvres : les divers genres de fièvre répondent aux divers degrés de ce décroissement : entre le degré dans lequel l'absorption est modifiée, et celui dans lequel la motilité est suspendue, l'intervalle est immense. Pour le mesurer, qu'on réfléchisse sur les proportions de la contractilité dans les différens systèmes! Les membranes en ont moins que les muscles. S'il en eût été autrement, le canal intestinal aurait été trop excité par les alimens ; il les aurait repoussés. Dans chaque organe, la quantité de fibres musculaires est relative à la fonction qu'il exécute ou à laqu'elle il concourt. Le cœur, dans lequel il doit y avoir une succession continuelle de contractions, n'est qu'un muscle, et le seul qui soit en contact avec le sang sans aucun intermédiaire : faut-il s'étonner s'il meurt le dernier? La diminution de la contractilité influe d'avantage sur le foie parce qu'il reçoit beaucoup de sang veineux, parce que la circulation y est plus lente que dans les autres viscères : les symptômes qui se rapportent aux fonctions du foie sont fréquents dans les fièvres. Il devient énorme dans la peste. Ces considérations me paraissent capables de dissiper le préjugé qui a attribué un très grand nombre de maladies à la surabondance de la bile. La disposition des vaisseaux de la rate y rend aussi la circulation difficile ; voilà pourquoi elle devient douloureuse après une course précipitée ; voilà pourquoi elle s'engorge dans certaines fièvres.

Il suit des rapprochemens que je viens de faire, que l'absorption doit être modifiée plus tôt et plus souvent que les autres fonctions ; que les signes de l'embarras gastrique doivent se mêler aux symptômes qui forment le caractère distinctif de chaque fièvre ; que les fièvres les plus dangereuses sont celles dans lesquelles le système musculaire est frappé d'atonie. L'abattement, la somnolence, la stupeur, indiquent un défaut d'excitation. Dans la nouvelle doctrine, ces fièvres sont imputées à une phlegmasie ; et l'on appelle phlegmasie l'exaltation des propriétés vitales : les propriétés vitales sont donc exaltées chez un individu qui ne peut se mouvoir, dans lequel l'inertie des sphincters laisse échapper les matières excrémentitielles, dont la pupille est dilatée, dont la langue tremble, dont les sens sont à moitié inaccessibles aux impressions ! Certaines anomalies de la sensibilité qui ont fait donner à quelques fièvres le nom de fièvre nerveuse, et que l'on a mal-à-propos confondues avec un plus grand développement de la sensibilité générale, sont des aberrations de cette propriété. Elles viennent de ce que la sensibilité n'est point mise en action par les stimulans naturels, de ce qu'elle n'est point occupée par les fonctions qui entretiennent la vie ; alors il en reste une plus grande dose à la merci des autres stimulans. C'est ainsi que les muscles soumis à la volonté acquièrent une grande mobilité, lorsque la prostration des forces est excessive. Chez quelques individus, on a observé une grande loquacité, le dernier jour d'une maladie aiguë qui se terminait par la mort. Une abstinence prolongée produit la douleur et ensuite le délire, sans le concours d'une autre cause.

Si l'on examine qu'elle est l'influence des agents asthéniques sur les divers systèmes de l'économie, on reconnaîtra qu'elle est relative à leur texture. A mesure que la vie s'écoule, la contractilité décroît d'abord dans la peau, dans les vaisseaux, dans les autres appareils membraneux, en sorte que les appareils qui en ont le moins sont ceux qui la perdent les premiers. L'atonie qui résulte d'une maladie suit les mêmes rapports que celle qui résulte des progrès de l'âge. Je ne veux pas dire qu'elle n'atteigne que successivement les divers systèmes, ni qu'elle soit circonscrite dans un seul : il faut entendre que selon ses degrés elle enchaîne plus rapidement l'action de tel ou tel système ; aussi n'est-ce que dans un petit nombre de fièvres que la puissance musculaire est subjuguée. Nous sommes obligés de rappeler que la sensibilité et les stimulans sont les élémens de la contractilité. Celle-ci, avant la vieillesse, est plus souvent en échec par l'insuffisance des stimulans que par l'insuffisance de la sensibilité. J'émettrai encore une proposition générale : la sensibilité et les stimulans n'ont point une égale influence sur l'exécution de toutes les fonctions, sur tous les actes de la vie. Il en est

qui dépendent d'avantagé de l'une; il en est qui dépendent d'avantage des autres. Par ces données, on expli-
quera pourquoi dans les fièvres l'action des organes
de la vie de relation n'est pas modifiée aussi souvent
que l'action des organes de la vie intérieure.

Les symptômes qui accompagnent la plus grande
partie des fièvres ne laissent aucun doute sur l'association de l'irritation avec l'atonie : celle-ci devient une
cause de douleur en favorisant l'engorgement des petits vaisseaux, en y fixant une quantité de stimulus supérieure à celle qui est dévolue à chaque organe, en relâ-
chant les tissus et en mettant ainsi les extrémités nerveuses en contact plus immédiat avec les excitans. Le
cœur n'est sujet à une douleur habituelle que lorsqu'une ou plusieurs de ses cavités sont dilatées par une
cause morbifique. Il faut une certaine somme de contractilité pour que les dernières ramifications vasculaires n'admettent point une quantité de fluide capable
d'irriter les nerfs, pour qu'il ne s'amasse point de
sérosité dans les ventricules du cerveau ou à la base
du crâne. J'ai vu un ouvrier chez lequel la plaie d'un
exutoire saignait toutes les fois qu'il était affaibli par
un travail excessif. La fatigue, une atmosphère débilitante augmentent la dilatation des vaisseaux variqueux.
C'est l'atonie qui rend la dysenterie plus fréquente
dans les pays méridionaux et dans les contrées humides que dans les autres. Il arrive souvent que cette
maladie, après avoir régné épidémiquement pendant
la chaleur de l'été et d'une partie de l'automne, cède
à l'influence du froid. C'est l'atonie qui dans la mu-

queuse de l'estomac et des intestins produit cette injection, qui dans la nouvelle doctrine est assimilée à une phlegmasie idiopathique, comme dans beaucoup de fièvres, surtout dans celles qui ont le plus mauvais caractère, elle produit les écchymoses, les taches de la peau, les exanthèmes, les escarres, la tuméfaction des glandes (1). Quand on attribue le délire à l'irritation exclusivement, on oublie qu'il a été observé après les grandes hémorrhagies, après l'abstinence prolongée (2).

Comment prouver que dans les fièvres *mali moris* l'atonie vient ordinairement de l'insuffisance du stimulus? On détermine des contractions sur les cadavres des individus qui ont succombé à la fièvre putride, au typhus, quoique la contratictilité ait paru anéantie, quoique la prostration ait été complète dans le cours de la maladie. De ce que les muscles se contractent après la mort par l'application des stimulans artificiels on est autorisé à déduire cette conséquence, que le stimulus naturel était en échec. Parmi les fièvres ataxiques il en est qui peuvent être attribuées à une lésion du système nerveux : quelquefois après la guérison de celles-ci, l'ouïe, la vue, la mémoire, le jugement, ou une autre faculté

---

(1) Ces fièvres se joignent quelquefois aux phlegmasies aiguës et aux engorgemens chroniques, après que la contractilité générale a été diminuée par la maladie ou par l'abus d'un traitement anti-phlogistique.

(2) *A sanguinis profluvio delirium aut cououlsio malum. Hip. aphor.* 9, *sect.* 7

reste émoussée. Si elles ont été contagieuses, on voit rarement cette oblitération d'une faculté persister après la fièvre. Cela prouve que les maladies contagieuses sont l'effet d'une altération du stimulus, non d'une altération de la sensibilité : toute transmission d'un principe contagieux suppose une émanation qui sort des vaisseaux d'un corps malade et qui est absorbée par les vaisseaux d'un corps qui ne l'était point.

CHAPITRE XII.

De la Thérapeutique du Docteur Broussais.

LA discussion à laquelle je me suis livré embrasse une partie de la thérapeutique : en réfutant les prémisses j'ai réfuté les conséquences. Toutefois, je pourrois accorder qu'il y a inflammation dans toutes les fièvres ; que dans celles qu'on nomme essentielles elle a toujours commencé dans l'estomac ou les intestins ; que c'est aux divers degrés de cette inflammation qu'il faut rapporter toutes les modifications fébriles ; que les altérations qu'on trouve dans la membrane muqueuse de ces viscères existaient avant la mort et même dès l'invasion de la maladie ; que de semblables altérations, observées sur d'autres organes, sont entièrement subordonnées à celles dont je viens de parler ; qu'elles n'ont pas eu la même influence sur la détermination de la fièvre , qui doit être attribuée à la phlegmasie ou à l'irritation de l'estomac et des intestins, quoique le fébricitant n'y ressente aucune douleur : ces concessions , plus que généreuses , ne justifieraient point la thérapeutique de M. Broussais : il y a des inflammations dans lesquelles la saignée est contre-indiquée. Le sang est-il le seul stimulant capable de produire l'irritation ? prodiguer la saignée dans toutes les fièvres n'est-ce point les traiter comme si elles dépendaient toujours d'une pléthore générale ? peut-on regarder l'usage de ce moyen comme nécessaire, ou comme utile pour faire cesser tout engorgement partiel, et tout défaut d'équilibre dans la circulation ? l'irritation peut naître d'un si grand nombre de causes différentes ! les convulsions qui se déploient après un excès de boissons alcoholiques, les angoisses, les douleurs précordiales qu'éprouve un homme qui a rempli l'estomac d'alimens qu'il ne peut digérer et qu'il va vomir, n'attestent-elles pas une grande irritation ? Quelles sont alors les chances de la saignée ? la cessation, la diminution de la fièvre après certaines éruptions prouve que la nature avait besoin d'expulser une matière qui, dans beaucoup de circonstances, doit être considérée comme la cause de la fièvre. On ne saurait à la fois attribuer l'éruption à l'irritation de la membrane muqueuse externe et laisser à la maladie le nom de gastro-entérite. D'ailleurs cette supposition ne peut se concilier avec ce qu'on observe après l'inoculation d'un virus : alors l'éruption est relative, non, à l'irritation de la peau, mais aux dispositions du sujet, à la nature du virus, à son intromission dans les vaisseaux absorbans. Veut-on qu'elle soit le résultat d'une irritation dont on n'assignera point le foyer ni les limites ? importera-t-il moins qu'elle s'accomplisse ? qu'arrive-t-il lorsque l'abus de la saignée ou une autre cause a suspendu ou modifié le mouvement fébrile ? La circulation n'est plus assez active ; l'éruption manque ou elle ne s'achève point : la diaphorèse qui devait la suivre est empêchée ; la prostration s'accroît ; les sécrétions deviennent difficiles ; l'estomac se contracte avec violence par le contact des liqueurs, même les plus tempérantes ; le malade succombe après une lutte qui est fort courte dans la variole, qui ordinairement est fort longue dans quelques autres maladies éruptives, et qui n'éclaire pas toujours le médecin sur la faute qu'il a commise. Un dénouement semblable a lieu quand on a recours aux saignées générales ou locales pour apaiser l'irritation produite dans le canal intestinal par des substances vénéneuses, par de violens purgatifs. La saignée épuise les forces déjà diminuées par la douleur, par de copieuses déjections. Elle arrête l'expulsion des matières qui ont amené ce désordre et de celles qui ont été mises en mouvement par cet accroissement d'action. Le spasme succède ou persiste ; les viscères s'engorgent ; le ventre se météorise ; le malade vomit en grande quantité un liquide verdâtre, plus foncé que celui qui est vomi dans les squirrhes de l'abdomen ; le hoquet et la mort suivent. Cette description est tracée d'après des observations recueillies avec exactitude. Il serait facile d'en rendre raison par des rapprochemens physiologiques.

M. Broussais n'a admis aucun rapport entre la nature d'un virus et le caractère de la fièvre. Il ne considère point la fièvre comme pouvant favoriser l'éruption ; il ne considère point l'éruption comme pouvant influer sur la guérison de la fièvre. Il ne considère point l'affranchissement des viscères comme pouvant être proportionné au développement de l'érysipèle cutané. Il distingue l'érysipèle des pustules, comme on distingue l'effet de la cause. Il suppose dans l'influence des causes la même succession qui se fait voir dans l'apparition des symptômes. Au lieu de reconnaître une cause unique, il suppose que chaque symptôme a une cause différente. La fièvre n'est pas le produit d'un mouvement imprimé à toute l'économie par l'action d'un virus qui a pénétré dans le torrent de la circulation. Elle dépend d'autant de causes qu'il y a de périodes dans la variole. Produite d'abord par la phlegmasie des viscères, elle est ensuite produite par l'érysipèle. Elle est donc toujours attribuée à une phlegmasie locale qui n'occupe que les viscères dans la première période de la maladie, qui n'occupe que la membrane muqueuse externe dans la deuxième période, qui plus tard et selon des circonstances éventuelles retourne aux viscères qu'elle avait quittés. Les propositions du docteur Broussais renferment d'autres hypothèses, savoir : 1° Que la fièvre est toujours un obstacle à l'éruption ; 2° Qu'il y a toujours assez d'excitation pour que l'éruption s'accomplisse ; que par conséquent on peut largement diminuer le stimulus ; 3° Qu'il est toujours possible de discerner le point principal d'irritation (1).

____

(1) La toux qui accompagne et celle qui persiste après la rougeole, est traitée comme une pléthore sanguine. Les crachats qui ont un aspect purulent ne sont point regardés comme une excrétion qui juge l'inflammation de la muqueuse interne, comme l'équivalent de la desquamation de la peau. *Voyez les proposit,* 272e et 286e.

Il est tellement vrai que notre auteur ne voit dans la variole que des phlegmasies successives , circonscrites dans un organe ; il est tellement vrai qu'il n'y voit qu'une turgescence sanguine, qu'il aspire à opposer une barrière à la maladie , en désemplissant après et dès l'invasion de la fièvre les vaisseaux situés à peu de distance des organes internes qu'il suppose phlegmatisés , en désemplissant avant l'éruption les vaisseaux du cou, parce que l'éruption a coutume de se faire d'abord à la face. Ainsi il donne le précepte de pratiquer des saignées capillaires : 1° Dès le début , pour diminuer l'irritation et rendre l'éruption plus facile ; 2° Dans le temps qui précède immédiatement l'éruption , afin de modérer ou de prévenir la fièvre secondaire ; 3° Dans les autres temps de la maladie , afin d'arrêter les progrès de l'érysipèle cutané , lequel produirait la fièvre dite adynamique , c'est-à-dire une gastro-entérite exaspérée (1).

Que penserait-on d'un médecin , qui voyant un phlegmon ou un érysipèle aurait recours aux saignées répétées , dans le dessein de se rendre maître de l'inflammation et de l'empêcher de parcourir ses périodes? Que doit-on penser de celui qui emploie les mêmes manœuvres pour faire cesser la fièvre qui accompagne

---

(1) Voyez les propositions 281ᵉ, 282ᵉ et 283ᵉ. En 1822 , la petite vérole a enlevé , à Paris , 1136 individus , quoique la contagion n'ait pas présenté un caractère de malignité remarquable. Les renseignemens que je me suis procurés me permettent d'avancer que dans ce nombre les neuf dixièmes au moins avaient subi des applications répétées de sangsues.

la péripneumonie , qui la poursuit jusqu'à extinction ? Il parviendra à diminuer la douleur , la chaleur de la peau , l'irritation générale , la violence de la toux , à arrêter ou à changer l'expectoration. Peut- être aura-t-il mis un frein au paroxisme. Il croira avoir remporté une grande victoire : bientôt , les symptômes les plus sinistres viendront dissiper ses illusions et l'avertiront que la fièvre est la grande ressource de la nature. Hippocrate le répète plusieurs fois dans le deuxième livre *de morbis* (1). Sans doute la saignée est utile dans le commencement des phlegmasies intenses de la poitrine ; elle tempère le mouvement du sang vers le foyer de la congestion. Elle n'est utile que dans le commencement ; elle doit être pratiquée avec mesure , parce qu'il faut laisser assez d'excitation pour favoriser la résolution , parce que celle-ci n'est plus possible lorsqu'elle ne s'est pas opérée dès les premiers jours. Je vais donner à ce précepte plus de développement : Si la résolution a commencé , il est superflu de recourir à de nouvelles saignées , parce qu'on est fondé à espérer qu'elle s'achévera ; il est dangereux d'y recourir, parce qu'il faut ménager à la nature assez de force

---

(1) Il le répète, parce qu'il l'avait vu , et non point parce qu'il l'avait imaginé. Il faisait ses tableaux d'après nature et sur le sujet même. Nous ne saurions assez le publier dans un siècle où tant de médecins sont à l'affût de la fièvre pour la combattre ; pauvre manœuvre, fondée sur l'impéritie et, qui pis est, sur des opinions scientifiques mille fois plus dangereuses qu'une sage et modeste incertitude ! (*Bordeu : Recherches sur le tissu muqueux.*)

pour l'achever (1). Si après un intervalle qu'il est difficile de déterminer avec précision (il ne finit point
avant le 5ᵐᵉ jour ; il ne s'étend pas au-delà du septième),
la phlegmasie a fait des progrès , si la gêne de la respiration est plus considérable , si les autres symptômes
se sont exaspérés , on ne doit pas insister sur la saignée.
Elle mettrait obstacle aux efforts , souvent heureux ,
que la nature fait pour obtenir un autre mode de terminaison (2). Si, à la même époque, la maladie reste
stationnaire , on doit encore s'abstenir de la saignée :
on est autorisé à croire que l'expulsion qui se fait
continuellement d'une portion de la matière morbifique par les canaux excréteurs , surtout par ceux des
bronches , prépare un changement favorable. Dans la
doctrine du docteur Broussais, les divers temps d'une
inflammation , notamment de celle des poumons,
n'entrent pour rien dans la mesure des indications à
remplir. Alors même qu'elle est devenue chronique ,
on réitère la saignée. Les inflammations internes diffè-
rent-elles des inflammations externes de telle sorte
que dans les premières on ne doive jamais regarder
la résolution comme impossible ? lorsque les vaisseaux

---

(1) J'entends par nature , l'ensemble de l'organisation et le
pouvoir qui résulte de cet ensemble.

(2) L'abus de la saignée dans la fluxion de poitrine est une des
causes de l'empyème. « Dans la pleurésie , dit Baillou , nous
» ouvrons la veine avec plus de hardiesse , quand la douleur est
» vive. Cette conduite n'est point rationnelle ; la douleur naît de
» la suppuration qui se prépare. Est-ce une raison de multiplier
» les saignées ? » — *Epid. fol.* 46 *et* 154.

de la muqueuse interne sont engorgés à tel point qu'ils ont perdu leur tonicité, la maladie n'est susceptible d'être jugée que par l'augmentation des sécrétions ordinaires, par des changemens dans la nature de ces sécrétions, ou par la déjection d'une partie du sang qui s'est amassé. On a vanté le succès obtenu de l'apposition des sangsues sur l'abdomen contre la dysenterie. Il n'a été obtenu que dans des dysenteries bénignes, telles qu'on a coutume de les observer dans le climat de Paris. Tout ce qu'on est en droit d'en inférer, c'est que la saignée n'a pas empêché la guérison de la maladie qui, ordinairement, y est prompte et facile. La membrane muqueuse étant en communication avec les couloirs qui donnent issue aux sécrétions, cette irritation est en général moins dangereuse que celle de plusieurs autres organes. Le foie est un des viscères qui ont le moins de contractilité et le moins de canaux excréteurs. Voilà pourquoi ses phlegmasies, quand elles ont une grande intensité, se guérissent rarement. Voilà pourquoi elles se guérissent plus rarement encore d'une manière irrévocable. Boerhaave, si prodigue de la saignée dans l'angine, la pleurésie, la péripneumonie, dit que dans l'ictère, il faut peu se fier à cette médication. M. Broussais estime que les hépatites aiguës doivent être enlevées à force de saignées locales ; que cette inflammation étant presque toujours compliquée de gastro-entérite, l'effet des émétiques est plus dangereux qu'il n'est utile (1).

____

(1) Proposition 309⁰.

J'émettrai une autre opinion : les saignées sur l'abdomen sont au moins inutiles ; la saignée des vaisseaux
hémorroïdaux est quelquefois indiquée ; les émétiques
sont toujours dangereux.

Quel est le jeune médecin qui n'a vu avec sur-
prise la quantité des mucosités qui sortent de la gorge
dans l'angine ? « Les malades attaqués de l'angine
» sont en danger , quand il y a tension , sécheresse à
» la gorge , quand les crachats sont rares et ont peu
» de densité. Ils sont en danger quand il ne paraît au
» dehors aucun produit d'un effort salutaire ».

Que conclure des sentences de Cos? qu'il ne faut modérer les efforts de la nature que lorsqu'ils sont exces-
sifs ; que les débilitans , administrés sans discernement , empêchent ou diminuent l'excrétion qui devait
se faire à la gorge ; qu'il en peut résulter une métastase
sur les poumons (1). Boerhaave recommande de répéter la saignée jusqu'à ce que la faiblesse, la pâleur,
le froid, l'affaissement des vaisseaux, prouvent qu'il
ne reste plus au malade assez de force pour que la
tumeur acquière un volume qui mettrait obstacle à
la déglutition et à la respiration. Des observations que
j'ai recueillies , des contrastes dont j'ai été témoin , il
m'est resté la conviction que la saignée est souvent
nuisible , plus souvent inutile ; que presque toujours
la résolution commence , ou que l'abcès s'ouvre spon-

____

(1) L'angine peut n'être que le prélude d'une maladie éruptive
dont les saignées troublent le cours. J'ai vu , dans un cas semblable , un individu périr après d'horribles convulsions et avec les signes d'une métastase au cerveau.

tanément, avant que la constriction de la gorge soit complète. Si le danger devient imminent, des scarifications suffisent pour y remédier.

La crainte de supprimer l'expectoration et la sueur qui concourent au jugement du catarrhe, de faire naître l'atonie qui, de même qu'elle dispose à cette maladie en prolonge la durée, commande une grande circonspection dans l'usage de la saignée. La fréquence des épidémies catarrhales dans le dix-huitième siècle avait multiplié les obervations et attiré un grand discrédit sur l'emploi de ce moyen. S'il n'a pas été également funeste dans toutes, il l'a été dans le plus grand nombre. Ces observations doivent avoir d'autant plus de poids que le caractère d'une maladie, lorsqu'elle est épidémique, se dessine avec plus d'uniformité, j'oserai dire avec plus de vérité, que lorsquelle est sporadique. Dans la première, l'influence du tempérament et des autres circonstances accidentelles est absorbée, est neutralisée par la constitution régnante, par l'empire d'une cause générale. Les épiphénomènes s'effacent : c'est ainsi qu'en mécanique les accessoires ne sont comptés pour rien, toutes les fois que la puissance du levier est infiniment supérieure à la résistance. Le caractère d'une maladie étant plus tranché dans les épidémies, celles-ci fournissent des inductions plus certaines sur son traitement. Comme, dans les maladies épidémiques, l'influence des causes individuelles est nulle ou moins puissante, ces maladies sont plus redoutables que les autres. Il suit encore de là que les déviations de la route la plus sûre, les dérogations à la thérapeutique la plus rationtionnelle ont des conséquences moins fâcheuses, lorsque la maladie n'est que sporadique. Alors au lieu de dépendre d'une cause commune à tous, elle peut dépendre d'autant de causes différentes qu'il y a de malades ; elle peut recevoir de la constitution du sujet des modifications qui méritent quelque attention lorsqu'il s'agit des moyens curatifs. Les exceptions qu'elles apportent à la règle que je viens d'établir ne lui font rien perdre de sa valeur, tant qu'on la considère comme une règle générale.

L'épidémie catarrhale qui a ravagé Paris en 1803 avait contribué à démontrer les funestes effets de la saignée. Ils avaient donc été si souvent et si clairement constatés, qu'ils ne laissaient point à la nouvelle secte le besoin de procéder à de nouvelles expériences. Celles qui ont été faites ont été aussi malheureuses qu'elles étaient superflues. Faut - il s'en étonner ? on fait violence à la nature. Un catarrhe qu'elle aurait guéri du huitième au quatorzième jour, on veut qu'elle le guérisse en quelques heures. Ce qu'elle aurait porté au dehors par la sueur, par les crachats, par les déjections, on veut lui donner issue par les veines et par les artères. Ce malade est devenu asthmatique à la suite des saignées qu'il a subies. Celui - là a succombé à l'hydrothorax, parce que dès l'invasion du catarrhe on a constamment opposé de nouvelles saignées par les sangsues à la persévérance de la toux. Un autre (à une bonne constitution il joignait la vigueur de l'âge mûr) a été pris d'un léger crachement de sang, pour avoir été exposé pendant quelques heures à l'impression d'un air froid, dans les premiers jours de mai. La fièvre et la toux étaient modérées et ne paraissaient pas appartenir à une affection plus grave que le catarrhe : les saignées ont surpassé le nombre des jours dans les deux premiers septénaires. Toutes les circonstances capables de faire ressortir l'impéritie du traitement se sont trouvées réunies : le malade ayant été soumis pendant un mois à un régime abstème, il en est résulté un spasme tel, que l'estomac a rejeté tout aliment, même le bouillon. Le spasme que la faim et les saignées avaient produit, on a cherché à l'apaiser par de nouvelles applications de sangsues. Qui a pu compter celles qui ont été posées dans le cours de la maladie ? Ce malheureux est mort au commencement d'août, dans un état d'étisie différent en quelques points de la phtisie pulmonaire, qui, lorsqu'elle commence au printemps, ne se termine ordinairement que dans l'automne. J'ai vu, dans une femme de 40 ans, des oreillons acquérir un volume énorme, s'abscéder et s'ouvrir après l'application répétée des sangsues. Le pus a fusé jusques sous les tégumens de la partie antérieure du thorax. Il s'est formé successivement plusieurs dépôts dans le tissu cellulaire ; la décoloration de la peau, la langueur de toutes les fonctions ont suivi cette cachexie, qui n'a été guérie qu'après un intervalle de quinze mois.

« Le sang se répare facilement, disait un médecin
» aux parens d'une jeune femme, qui étaient effrayés
» de la multiplicité des saignées et de leur peu de
» succès. Vous faites journellement du chyle et du

» sang, disait-il à la jeune femme, qui exprimait les » mêmes craintes que sa famille. — Avec quoi fairais- » je du chyle et du sang ? je ne prends que de l'eau de » gomme. — Je réponds de votre guérison. »…. Promesse aussi imprudente qu'elle a été vaine! la malade est morte.

Ces faits ne sont pas les seuls qui m'aient été communiqués par des personnes dans le souvenir desquelles les principales circonstances de la maladie ont été gravées par une tendre affection, et qui sont assez éclairées pour qu'on puisse se reposer sur leur témoignage ou sur les notes qu'elles ont conservées. J'ai le dessein d'en insérer d'autres dans un mémoire séparé. Ils montreront jusqu'où l'obstination et l'exagération d'une opinion systématique peuvent être portées. Leur publication n'a point pour but de les faire rapporter à la pratique de M. Broussais, ni à celle de tel ou tel de ses sectateurs. J'écris pour la science. Il y a d'autant moins d'indiscrétion à attirer sur ces résultats l'attention publique, que déjà ils ont fixé celle des autorités. Le premier volume de la statistique du département de la Seine (travail immense, aussi habilement exécuté qu'habilement conçu) contient le relevé des décès occasionnés par quelques unes des maladies des poumons, et leur comparaison avec la totalité des décès dans la ville de Paris (1). Cette pièce sera un motif de conviction pour

_____

(1) Voyez, à la fin du volume, un extrait du 37ᶜ tableau de la statistique du département de la Seine, publiée en 1821.

les praticiens qui pourraient objecter , non sans raison, que des observations isolées ne suffisent pas plus pour démontrer les dangers d'un système , qu'elles ne suffisent pour en démontrer les avantages. Cet accroissement proportionnel de mortalité , à la suite de l'asthme, du catarrhe, de la fluxion de poitrine et de la phthisie, doit être imputé à la méthode de traitement qui a acquis une si grande prédominance. Les tables météorologiques ne prouvent point que , pendant quatre années consécutives (de 1816 à 1819), l'atmosphère de la capitale ait eu l'espèce d'insalubrité la plus capable de rendre les affections des poumons plus fréquentes et plus meurtrières ?

Il est juste de citer les préceptes du docteur Broussais : « Pour prévenir la phthisie , il faut enlever le » catarrhe bronchique par les sangsues posées à la » partie inférieure du cou. Il faut enlever , par les » sangsues posées autour des clavicules et sous les » aisselles, celui qui s'est introduit *dans le lobe supérieur* (1). » Cette pratique prolonge la durée de la maladie lorsqu'elle n'en rend point la guérison impossible. Depuis qu'elle est accréditée, le catarrhe s'introduit plus souvent dans un lobe quelconque des poumons ; il dégénère plus souvent en phthisie (2). Le précepte est donné sans distinction d'âge , comme si les moyens de réaction étaient les mêmes dans tous. Il arrive quel-

---

(1) Voyez les propositions 272 et 273.

(2) Voyez le 37e tableau de la statistique du département de la Seine.

quefois, dans l'enfance et dans la jeunesse , que la saignée faite avec mesure n'a d'autre inconvénient que de substituer une hémorragie artificielle à l'hémorragie nasale qui aurait eu lieu un peu plus tard, si elle eût été nécessaire.

La fièvre continue ne peut se terminer par solution; elle ne peut se terminer que par jugement. Je vais tâcher de faire connaître la différence qui existe entre ces deux modes de terminaison : on parvient à se rendre maître de la cause qui a déterminé et qui entretient les accès d'une fièvre intermittente. On empêche que l'accès se renouvelle. Chaque accès étant une maladie séparée, cette maladie a parcouru ses périodes lorsque l'accès est arrivé à sa fin. Alors il est possible d'opposer une barrière au retour de l'accès , comme il est possible de prévenir une rechute après la guérison d'une autre maladie : telle est la solution. Qu'il me soit permis de me servir du langage vulgaire : on peut couper une fièvre intermittente ; on ne sauroit couper la véritable continue. Il est tout aussi absurde de vouloir arrêter le cours de celle-ci par des saignées répétées , qu'il est absurde de vouloir l'arrêter par des doses réitérées de quinquina. Comme la fièvre continue ne consiste point en un certain nombre de maladies séparées, elle ne peut parcourir ses périodes dans un espace de temps égal à celui qui suffit au dénouement d'un accès de fièvre intermittente : et cependant elle ne peut être guérie avant d'avoir parcouru ses périodes. Son jugement s'opère par un autre ordre de phénomènes , par des crises ou par des chan-

gemens dans la nature et dans la quantité des excrétions. Ces changemens ne peuvent être salutaires
qu'autant qu'ils ont été amenés par les diverses pha-
ses de la maladie , qu'autant qu'ils ont été préparés
par la coction.

En cherchant à définir ce que c'est que la coction
d'une maladie , écartons toute abstraction. Ne parlons
point des desseins de la nature, et n'entendons par ses
efforts que ce concours, cette combinaison d'actions ,
qui naissent de la structure des organes et de leurs rapports. Une maladie aiguë commence : sa première période est caractérisée par le spasme , l'agitation , des douleurs, tantôt vagues, tantôt fixées sur une région du corps,
un sentiment général de malaise et de pesanteur, quelquefois par des nausées. A cette période , qui est très-
courte , succède un état général de turgescence , de
tension , de chaleur, de sécheresse. De là une sorte
de constriction, qui fait que les sécrétions sont impar-
faites, et que les excrétions ont une modification particulière qu'on nomme crudité. Prenons pour exemple
le Coryza. Le liquide qui sort le premier n'a ni densité , ni couleur. Il n'est guère plus épais au début du
catarrhe guttural et des bronches. A mesure que la maladie suit son cours , cette excrétion acquiert plus de
consistance ; elle arrive à l'état de coction. La coction
est donc le produit d'une plus grande élaboration des
liquides de l'économie , d'une plus grande maturité
dans les sécrétions. Cette élaboration , cette maturité
s'accomplissent par le mouvement circulatoire, lorsque
le corps est sain. L'urine est plus colorée après le som-

meil de la nuit , qu'elle ne l'est immédiatement après le repas. Dans les maladies, la coction est la suite d'un surcroît d'activité imprimé à quelques fonctions. Elle est aux crises ce qu'un moyen est à une fin. Dans les phlegmasies externes elle est remplacée par la *résolution* ou par la suppuration. Comme dans la membrane muqueuse interne , l'orifice des vaisseaux n'est point recouvert il peut donner issue à un liquide , qui d'abord est du sang ou de la lymphe , et qui, même après la coction , n'est pas purulent.

Les auteurs du nouveau système ont sapé l'édifice de la science jusque dans ses fondemens. Ils ont renversé les théorèmes les plus accrédités sur la division des maladies en diverses périodes , sur leur terminaison par des évacuations spontanées. Comment une maladie pourra-t-elle parcourir ses périodes , si dès son début on emploie une méthode perturbatrice ? comment parviendra-t-elle à l'état de coction ? on enchaîne l'activité des organes sécréteurs ; on trouble le cours des excrétions. Si la nature prépare une crise , on ne l'attend point ; si elle commence cette crise , on la fait avorter. Les novateurs ne voyent dans une parotide, dans un dépôt , dans une éruption , qu'une phlegmasie externe ajoutée à l'inflammation qu'ils supposent fixée dans l'estomac et les intestins. Ils n'y voient jamais un résultat , ni un moyen d'expulsion de la matière morbifique qui auparavant irritait tous les viscères. On n'attend rien de ces phénomènes ; le traitement est uniforme , et quand l'éruption , les évacuations , les dépôts arrivent dans le premier temps de la maladie , et quand ils arrivent dans les deux autres temps ; quand ils sont purement symptomatiques, et quand ils doivent être salutaires (1). On veut obtenir la solution de cette nouvelle phlegmasie, comme on voulait obtenir la solution de celle qui l'a précédée ; et la saignée, qui d'abord a été dirigée contre une gastro - entérite présumée, est dirigée ensuite contre un érysipèle, des exanthèmes, la tuméfaction d'une glande (2).

Les hemorragies ne sont considérées ni comme un supplément, ni comme un équivalent aux abcès, aux éruptions dont je viens de parler. Si l'on s'abstient quelquefois de joindre la saignée par les sangsues aux hémorragies nasales, on l'oppose toujours aux hémorragies alvines : on n'admet point que l'hémorragie de la muqueuse des intestins puisse dépendre de la même cause que celle de la membrane pituitaire, ni que l'une ni l'autre puissent concourir au jugement de la maladie. Toutefois les abcès, les éruptions, les évacuations critiques, devront désormais être fort rares ; on met obstacle à leur intervention. « Nous imitons la nature,

---

(1) Coac 227, 228, 229.

(2) Voyez la 339ᵉ proposition.

Dans le cours et dans la convalescence de certaines maladies, tout ce qu'il y a de stimulus dans l'économie animale est tellement nécessaire à l'entretien de la vie, qu'on ne peut, sans les plus funestes chances, en diminuer la quantité. J'ai vu, au mois de juillet 1806, un médecin prescrire des sangsues sur une parotide engorgée, dans un sujet qui n'était convalescent que depuis trois jours après une fièvre continue avec adynamie. Le malade mourut le jour même de cette saignée.

» disent les novateurs ; elle guérit par les hémorragies :
» nous produisons des hémorragies ». Les hémorragies, lorsqu'elles doivent terminer heureusement la
maladie, ne se déclarent point dès le commencement.
D'ailleurs, lorsque la saignée n'amène pas le soulage-
ment qui fort souvent succède aux évacuations spontanées, au lieu d'en inférer qu'elle n'était pas indiquée,
on en infère qu'elle a été insuffisante ; on la réitère.
Lorsque le malade succombe, c'est parce que les saignées n'ont point été assez copieuses, ou assez multipliées. On a entendu le docteur Broussais, immolant
son amour propre à son système, s'accuser de pusilla-
nimité devant ses disciples. Il est impossible de porter
plus loin la tendresse paternelle (1).

L'usage de la saignée dans toutes les fièvres est une
de ces vieilles erreurs vingt fois combattues et vingt
fois accueillies. Cette versatilité vient de ce qu'on n'a
admis aucun milieu entre l'indication de la saignée et
l'indication des émétiques et des purgatifs. Chacune
de ces deux méthodes a tour-à-tour renversé et remplacé l'autre. Quelle est celle qui a fait le plus de victi-
mes ? Quelle est celle qui, devenue exclusive, a imprimé aux esprits la plus fausse direction ? dans le sei-
zième siècle, Fernel, Houllier, Duret, Baillou,
avaient affranchi la médecine des théories galéniques

---

(1) « Si l'autopsie ne lui a pas fait découvrir les traces de l'inflammation du tube alimentaire dans le cadavre d'un phthisique, ce
n'est pas parce qu'elles n'existaient point, c'est parce qu'il n'a pas
su les voir ». *Hist. des phleg. chron.*, *tom.* 2, *page* 202.

et de la polypharmacie des Arabes, lorsque Botalli vint, jusque dans la cour d'Henri III, préconiser la saignée contre toutes les maladies (1). Dans le siècle suivant, Sylvius (de Le Boë), Willis, Dolaeus, Sydenham, Ettmuller, reconquirent le terrain qui avait été usurpé par la secte de Botalli ; ils ramenèrent leurs contemporains à la médecine hippocratique. Ils établirent que la saignée est très-souvent dangereuse dans les fièvres intermittentes ; qu'elle est quelquefois utile dans les fièvres continues ; quelle doit être employée avec une sage réserve. Je ne m'arrête point aux explications qu'ils ont données des bons et des mauvais effets de ce moyen. Elles sont calquées sur les changemens qu'il introduit dans les proportions des parties balsamiques, salines, sulfureuses, qui sont mêlées à nos humeurs : il n'y a pas plus d'extravagance dans quelques explications de M. Broussais. Mais je m'arrête aux faits qui ont servi de base à leur opinion. Ces grands médecins ne seront point accusés d'avoir jugé avant d'avoir comparé : ils avaient le talent d'observer et de décrire. A quoi servirait l'observation, si une méthode qui a été plusieurs fois abandonnée et plusieurs fois reproduite n'était l'objet d'une juste prévention ?

Selon Willis, la fréquente saignée rend les hommes plus sujets à la fièvre (2). Selon Dolaeus, elle

---

(1) Je suis un fort petit seigneur, disait le savant Duret, faisant allusion à la manie de saigner, qui avait égaré tant de médecins.

(2) *Prœ cæteris verò observatione constat quòd crebra sanguinis missio homines febri aptiores reddat. De Feb., cap. 9.*

dispose à la fièvre ; souvent elle en augmente les dangers (1). Sylvius, qui cultiva l'anatomie pathologique, soutient que l'opinion des médecins qui regardent la saignée comme un remède efficace contre la plupart des maladies, ne s'appuie ni sur des raisons solides, ni sur des expériences certaines (2). Il est absurde, dit Ettmuller, de saigner dans toutes sortes de fièvre. Il est des moyens plus capables de modérer l'effervescence fébrile (3). On n'aurait pas besoin de beaucoup d'efforts pour mettre les principes de Sydenham, sur la fièvre en général, en harmonie avec les données physiologiques (4). Il avertit que les saignées abondantes ou prescrites sans discernement prolongent la durée des fièvres intermittentes vernales; qu'on ne peut, sans compromettre la vie du malade, attaquer celles de l'automne par la saignée (5). Malgré son indulgence, sa prédilection pour les méthodes antiphlogistiques, il reconnait que dans les fièvres éruptives la saignée n'est pas aussi utile qu'il l'avait présumé (6). A ces autorités il

---

(1) *Novimus ipsi, experientiâ edocti, venæ sectionem in febribus sæpè fuisse nocivam. Lib.* 4, *de Feb. cap.* 1.

(2) *Quin contrarium potiùs suadet ratio testaturque experientia.*

(3) *Pathol., cap.* 2. *Cap.* 7 *de Feb.* — *Therap. cap.* 5.

(4) *Ob phlebotomiam liberiori manu celebratam spiritus, qui subitò ad despumationem se accingerent, pauperiores facti minùs valent. Sect.* 1, *cap.* 5. — Ibid. cap. 4. sect. 3, cap. 2.

5) Sect. 1, cap. 2.

(6) *Atque hinc primùm innotuit phlebotomiam non perindè atque ego putabam variolis intra justos limites coercendis conducere.*

me serait facile d'en ajouter un grand nombre d'autres au moins aussi respectables : je me contente de nommer Hoffmann , Stahl , Baglivi , Torti ; et en me rapprochant de l'époque actuelle , Werlhof , Sénac , Lieutaud , Grimaud , Bordeu. Un médecin beaucoup moins célèbre que ceux que je viens de citer , et qui exerçait à Lyon vers le milieu du dix-septième siècle , témoin des fautes et des malheurs de quelques intrépides phlébotomistes qui étaient restés attachés à la doctrine de Botalli , a peint d'une manière très-savante les désordres qui naissent de l'abus de la saignée (1) : on trouve une grande fidélité dans ce tableau , quand on est attentif à l'exaltation qui depuis peu d'années s'est emparée d'un grand nombre de têtes et aux maux qu'elle enfante. La saignée est devenue uue sorte de panacée. À peine serait-il possible de désigner quelques maladies dans lesquelles elle ne soit pas usitée. Il arrive rarement que la première , la seconde , la troisième, suffisent pour réduire l'accélération du mouvement du sang , ou pour ramener la sensibilité à ses limites ordinaires : que fait-on alors ? on renouvelle la saignée jusqu'à ce que le pouls ait été dompté. Comme les signes de l'irritation suivent la chute des forces , ou peuvent coïncider avec elle , des praticiens ont

---

(1) ..... undè accidit non solùm naturæ motus in morbis languidos et irritos fieri , crisesque nullas vel paucissimas observari , sed etiam ægros multâ illâ Vacuatione sollicitatos, si bonâ quâdam suâ fortunâ à morbis-convalescant , vix ac non nisi longo temporis tractu in pristinum statum restitui.....(Medicus , authore Jacobo Pons.).

pensé que pour être conséquents ils devaient poursuivre l'irritation, malgré ce degré de *collapsus* qui est l'avant-coureur de la mort. A la honte de notre profession, l'aveuglement a été poussé jusqu'à cet horrible excès. Des malades ont expiré sous les sangsues. Pour quelques autres, les signes d'une fin prochaine n'ont pas empêché le médecin d'insister sur une nouvelle prescription de la saignée, quoiqu'elle eût été réitérée un très-grand nombre de fois; et il a imputé la mort du malade à la volonté des parens qui avaient refusé de consentir à une nouvelle application de sangsues. Dans l'apoplexie, on ôte à la nature le pouvoir de réagir. On a la prétention de rétablir l'action des organes de la vie extérieure et d'apaiser le trouble de la circulation dans les premières heures qui suivent l'attaque. Les vaisseaux restent ouverts jusqu'à ce que le pouls s'affaisse; aussi le nombre de ceux qui survivent à cette maladie est plus petit qu'il n'était autrefois. Le nombre des individus qu'elle frappe est plus considérable, parce que des saignées intempestives, en affaiblissant la tonicité chez les vieillards et chez les personnes lymphatiques, ont préparé la compression du cerveau (1).

Avant que l'anatomie et la physiologie eussent éclairé la médecine, avant qu'on eût rassemblé un assez grand nombre d'observations et qu'on eût déduit un assez grand nombre de corollaires pour former un corps de doctrine, chaque fait restait isolé. On ne trouve ni plus de liaison, ni plus d'enchaînement dans la théorie

____

(1) Voyez ce que j'ai dit de la circulation du sang dans la vieillesse.

de M. Broussais. Il suppose autant de phlegmasies qu'il y a d'organes qui souffrent. Il cherche autant de maladies qu'il y a de phénomènes. Il cherche autant de causes différentes qu'il y a de périodes dans la maladie. La médication n'est jamais dirigée contre la cause. Dans les typhus , la phlegmasie des viscères autres que le canal alimentaire est regardée comme une complication. « Quoiqu'ils soient produits par des gaz putrides , ils peuvent être attaqués par les antiphlogistiques, dès leur début seulement. Plus tard la saignée est dangereuse : car le poison gazeux putride affaiblit la puissance vitale et la chimie vivante ». (1) Qu'on nous dise si en saignant dès le début on ne court point la chance d'*affaiblir* la chimie vivante ; si le poison putride gazeux n'est point dans l'économie dès le début de la maladie ; et si, en supposant qu'il ait moins d'activité dans la première période des typhus qu'il n'en aura dans la seconde , le concours d'un nouvel agent (la saignée) ne peut point favoriser ses progrès ; s'il n'en peut pas résulter pour la chimie vivante , dès cette première période , un affaiblissement qui , dans la deuxième période , aurait été déterminé par la seule présence du poison gazeux ? (2)

Les typhus des pays chauds sont les plus redoutables; ils tuent les sujets forts plus facilement que les faibles , non parce que l'exaltation *prodigieuse* des phénomènes vitaux est la cause la plus puissante de leur diminu-

---

(1) Voyez les propositions 317 et 318.

(2) Le précepte donné par Hyppocrate de choisir le commencement d'une maladie pour employer les évacuans est subordonné à leur indication. (*Si quid movendum*........ Hyp. aphor.)

tion , et que la chaleur est l'agent le plus propre à produire cette exaltation ; mais parce que la chaleur parvenue à un certain degré est débilitante , parce que les hommes d'un tempérament sanguin opposent moins de résistance aux agens qui diminuent le stimulus ; ils vivent plus par les stimulans que par la sensibilité , tandis que les hommes d'un tempérament nerveux vivent par la sensibilité plus que par les stimulans. En quoi consiste cette exaltation prodigieuse des phénomènes vitaux ? Est-ce dans l'activité de la circulation ? elle est lente quand l'individu vit avec sobriété. Est-ce dans l'énergie musculaire ? elle est diminuée(1).

M. Broussais estime que toutes les fièvres sont susceptibles de se terminer par solution (2). Il conseille de la tenter jusqu'à ce qu'on l'ait obtenue ou que le malade soit mort (3). Il lui importe peu de découvrir la cause de la fièvre, pourvu qu'il découvre le foyer de l'irritation. L'indication de la saignée étant toujours présupposée, la tâche du médecin se borne à choisir le lieu sur lequel elle doit être pratiquée : « Si les viscères gas-
» triques sont les plus affectés, les saignées générales, la
» diète, les boissons adoucissantes, conviennent d'abord;

---

(1) Voyez la proposition 319.

(2) « Vingt-quatre heures de prolongation du mouvement fé-
» brile détruiront plus de forces qu'une saignée ou deux ». On pouvait éviter un sophisme en appréciant l'influence de deux circonstances réunies (la fièvre et la saignée.)

(3) Qu'on ne se hâte point de m'accuser ! je vais citer.

» ensuite les saignées particulières doivent agir sur les
» organes de la digestion , par les parois de l'abdomen
» ou par l'anus. Il est même nécessaire de les répéter
» jusqu'à la cessation des symptômes ». Ce qui signifie
jusqu'à la fin de la maladie. Il n'y a plus de maladie là
où les symptômes ont cessé (1). Ce précepte ne serait
pas donné avec plus de confiance, quand même il serait
prouvé qu'en ouvrant les vaisseaux externes nous pouvons à volonté donner issue au sang amassé dans un
viscère.

La proscription de toute méthode d'expectation est
la première conséquence qui soit émanée de la nouvelle théorie. « Jamais , dans la pratique , on ne doit
» attendre les efforts conservateurs de la nature ». Est-
ce de la plume d'un médecin qu'est sortie cette sentence ? « les crises n'arrivent point dans toutes les mala-
» dies : elles sont incomplètes dans plusieurs, Les forces
» vitales peuvent s'épuiser par la violence du mal ».
N'est-on pas plus fondé à craindre qu'un traitement
inconsidéré mette obstacle à la crise qui aurait sauvé le
malade ? Les saignées multipliées ne concourent-elles
pas avec la violence du mal à épuiser les forces vitales ?
M. Broussais ne voit dans les crises qu'un combat,
tandis qu'elles sont la suite d'un surcroit d'activité de
quelques fonctions de la vie intérieure , surcroît d'activité qui amène le jugement de la plupart des maladies sans évacuation extraordinaire, sans éruption, sans

---

(1) Examen de la doct. méd., 1816, pag. 214 et suiv.

abcès. Lorsqu'elles ont parcouru une partie de leurs périodes ; lorsqu'il ne reste plus assez d'irritation pour empêcher , pour troubler les sécrétions , chaque jour est critique : une légère moiteur , une expectoration plus abondante , un peu plus de sédiment dans l'urine, des déjections alvines journalières , alors que le malade prend peu d'alimens , tiennent lieu de crises. La vie de relation dépense moins de sensibilité pendant la maladie ; les mouvemens se concentrent ; le stimulus du sang se répare par une épuration soutenue : voilà une partie des données sur lesquelles s'appuie la méthode de l'expectation. Le docteur Broussais n'attend rien de la disposition , de l'action des organes : quand il veut rendre raison d'un succès obtenu après un mauvais système de traitement , il la cherche dans l'influence particulière que ce traitement a exercée et qui a conduit au même résultat qu'on aurait obtenu du traitement le plus convenable. Il ne dit point que la nature ait résisté et à la maladie et à une imprudente médication (1). « L'es-
» tomac , tourmenté par les stimulans , se débarrasse
» quelquefois de l'irritation en la versant sur les exha-
» lans et les sécréteurs par le moyen des sympathies ».

---

(1) « Les émétiques ne guérissent les gastro-entérites que par
» la révulsion et les évacuations *critiques* qu'ils provoquent. »
Voilà une crise précoce et qui est le produit exclusif de l'art.
Quelles sont les observations qui servent de base à l'assertion
suivante ? « Les purgatifs amers augmentent plus la chaleur ; les
» salins dissimulent la phlegmasie en la rendant chronique. » —
Propositions 287 et 293.

Ainsi l'estomac acquiert plus de moyens de s'affranchir de l'irritation, à mesure qu'elle est augmentée ! avant qu'elle fût augmentée, il ne communiquait point avec les exhalans et.les sécréteurs ! il faut expliquer autrement pourquoi *toutes les gastro-entérites surirritées ne sont pas mortelles :* il faut l'expliquer par l'influence des mêmes agens qui, dans les fièvres, garantissent de la mort, malgré l'abus de la saignée.

J'ai dit qu'une plus grande somme de sensibilité était attirée et dépensée sur une partie aux prises avec l'inflammation. Il en résulte une atonie générale, qui a été pour M. Broussais le sujet d'un argument : il suppose que l'inflammation ou l'irritation de l'estomac produit l'atonie, comme les autres phlegmasies locales la produisent. Je ne conteste point la vérité de cette supposition, quoiqu'il y ait un grand intervalle entre la débilité qui accompagne une fluxion de poitrine, et la prostration qui accompagne certaines fièvres. Cette co-existence de la débilité et d'une phlegmasie prouvera qu'il ne peut y avoir de fièvre sans inflammation, lorsqu'il sera démontré qu'il n'y que l'inflammation qui puisse produire la débilité.

La nouvelle doctrine a été intitulée *Doctrine Physiologique ;* et pour la réfuter il a suffi de quelques rapprochemens physiologiques ; et toutes les explications de son auteur sont en opposition avec la physiologie : la rapidité avec laquelle les animaux succombent à la douleur avant qu'il se soit établi une phlegmasie locale, il l'attribue *au trouble nerveux général qui est la suite de l'irritation d'un organe :* je ne crains pas d'avancer qu'alors l'épuisement de la sensibilité est la cause de la mort. La violence de la douleur fait cesser l'action des viscères, comme l'excès de la lumière paralyse le nerf optique, comme l'excès du son paralyse les nerfs auditifs. Aussi la douleur ne devient mortelle, que lorsqu'elle occupe un organe important.

M. Broussais a vu des tumeurs scrofuleuses se développer et s'enflammer davantage à la suite d'un traitement stimulant. Il en conclut qu'on n'est pas autorisé à les attribuer à un défaut d'excitation, ni à proscrire les antiphlogistiques : il n'a point découvert comment les stimulans très-énergiques ou très-longtemps continués agissent sur les scrofuleux. Ils donnent au sang une impulsion à laquelle les petits vaisseaux ne peuvent suffire. Il est plus facile d'augmenter les contractions du cœur que la tonicité des membranes.

Arrêtons-nous à quelques contradictions : toutes les phlegmasies locales sont traitées comme si elles dépendaient d'une surexcitation générale. Toute surexcitation générale est considérée comme dépendante d'une phlegmasie locale. La douleur est toujours traitée comme une phlegmasie ; et l'on admet des phlegmasies, des gastro-entérites même, qui ne sont pas accompagnées de douleur. D'un côté, on établit que la fièvre n'est qu'un symptôme ; et de l'autre, que la saignée doit être employée contre toutes les fièvres : pour accorder le diagnostic avec les indications, il faudrait prouver, ou qu'une maladie consiste en un seul symptôme, ou que la fièvre est toujours le symptôme d'une même maladie. Selon M. Broussais, la périodicité se présente dans

toutes les irritations. Selon **M.** Broussais , les fièvres
ne tendent guère à la périodicite que lorsqu'elles ont
pour cause des alternatives de froid et de chaud. Enfin
selon **M.** Broussais, plus l'irritation est intense , moins
la périodicité est marquée (1). Il reconnaît des hydropisies avec obstacle et des hydropisies sans obstacle à la
circulation. L'estomac est un centre de sympathies : la
fièvre intermittente est une inflammation ou une irritation de l'estomac : s'il repousse le quinquina , **M.** Broussais ne suspendra point l'usage de ce médicament ; il
l'offrira au gros intestin. Si celui-ci partage la répu-
gnance et l'inflammation de l'estomac , le quinquina
sera administré en topique , ou en frictions sous forme
de teinture alcoholique. L'absorption du quinquina ou
de sa teinture alcoholique aura-t-elle lieu sans que l'irritation de l'estomac soit augmentée ? quelque fàcheuse
que puisse être la position à laquelle il se trouvera réduit, il lui restera un asile : il fera ce qu'il a coutume de
faire *lorsqu'une inflammation chronique occupe toute*
sa surface interne ; il remontera à l'inflammation ai-
guë. Les sympathies de relation ne pouvant le soulager,
il réveillera des sympathies organiques au moyen des-
quelles il puisse exciter des crises (2). Je n'entreprendrai point de montrer tout ce qu'il y de vague,de subtil
et d'erroné dans cette proposition. Elle est du nombre de celles qui se dérobent à toute discussion et que
le raisonnement ne peut atteindre. J'en pourrais citer

---

(1) Examen de la doct. médic. , pag. 194, 197 et 202.
(2) Propos. 294. Voyez aussi la 389ᵉ.

beaucoup d'autres qui ne sont pas moins absurdes. (1) Leur lecture aurait-elle porté le découragement dans l'imagination des disciples du docteur Broussais ? ils affectent de séparer le praticien de l'écrivain , le médecin de l'auteur. Nous aimons à croire qu'il ne sra pas ingrat, et qu'en échange de l'empressement avec lequel ils publient le commencement de sa conversion, il ne leur reprochera point un excès de fidélité à sa doctrine , qu'il ne leur imputera point les échecs qui ont suivi son application : Attendons les premières confidences qu'il fera au public. On trouvera peut-être plus de zèle que de réflexion dans le dévouement des disciples de M. Broussais. Le nouveau système est trop exclusif pour qu'il soit susceptible de modification : retranchez l'irritation de la pathologie et la saignée de la thérapeutique : que restera-t-il ? C'est par ce système que M. Broussais a fait du bruit. Entouré des débris de ce système il subirait la destinée commune aux hommes médiocres. Y a-t-il quelque sagacité à vouloir prouver la justesse d'une théorie par la défection de son auteur , ou la justesse d'esprit d'un auteur en répandant que sa pratique ne s'accorde pas avec sa théorie ?

M. Broussais s'est mis à l'abri de toute accusation : s'il n'a pas découvert dans l'organisme des bases solides pour sa théorie , il y a découvert la justification de ses erreurs. « Il est de la nature de l'homme d'être incon-» séquent » (2). Il est dans sa nature de croire que

---

(1) Voyez notamment les propos. 359, 383 , 390 , 417 , 427 , 428 , 466. . . . . .

(2) Examen de la doct. , tome 2 , page 338.

toutes ou presque toutes les maladies doivent être atta-
quées par la saignée. Je crains de troubler la sécurité
du docteur Broussais, en disant qu'il est au moins autant dans la nature de l'homme d'être conséquent , que
d'être inconséquent ; d'être sain , que d'être infirme ;
d'être ingénieux, que d'être stupide. Par égard pour la
nature de l'homme , je ne demanderai point compte à
l'auteur de beaucoup de définitions hétéroclites. Je ci-
terai sans les discuter une très-petite partie de ses lo-
cutions, ou gothiques , ou vides de sens (1)

Quelle a été l'influence de l'usage immodéré ou inop-
portun de la saignée ? des indispositions ont été con-
verties en maladie ; des fièvres intermittentes ont dé-
généré en continues. Des fièvres continues ont pris un
caractère d'adynamie et d'ataxie. Le catarrhe , l'angine, la péripneumonie , les maladies éruptives sont
plus meurtrières qu'elles n'étaient auparavant. Il est
peu de maladies aiguës qui parcourent leurs périodes
d'une manière franche , qui se jugent complètement.
Elles deviennent chroniques , parce qu'on a empêché
qu'elles fussent jugées à la manière des maladies aiguës;
on a enchaîné la réaction. La convalescence est longue;

---

(1) Qu'est-ce que des entités essentielles, et que des entités morbides factices? Qu'est-ce que la dégénération irritative des tissus,
et des tissus qui déterminent l'état de prostration? Qu'est-ce qu'un
viscère qui réprend son intégrité ? Qu'est-ce que le sens interne
régulateur de l'économie ? Qu'est-ce qu'une hydropisie inflammatoire ? Qu'est-ce qu'une inflammation qui s'associe à une sub-in
flammation (Propos. 180)? Que serait une subinflammation sans
inflammation ?

les rechutes sont fréquentes ; les affections chroniques des viscères ont eu une terminaison plus prompte et non moins funeste que celle qui est la suite ordinaire de ces affections. Les spasmes se sont accrus ; ils sont devenus plus difficiles à guérir. L'abus de la saignée étend à un grand nombre de tempéramens cette prédominance lymphatique déjà répandue dans les grandes villes et dans les contrées humides.

La doctrine de M. Broussais est en opposition avec les axiomes d'une observation constante. On n'y trouve aucune idée originale qui ne soit un paradoxe ; aucune assertion qui soit prouvée ; aucun jugement qui ne soit partial ou qui n'ait été porté sans examen ; aucune explication qui ne soit hors de la nature ; aucune proposition générale qui ne soit une subtilité ou un plagiat (1). Chaque page décèle un écrivain qui est toujours asservi au même préjugé, qui a peu étudié et qui n'a rien approfondi. A chaque page, on reconnaît cette impuissance d'esprit qui fait qu'on se réfugie sans cesse dans les circonlocutions, qui ne permet point de saisir un grand nombre de rapports, d'embrasser l'ensemble d'une science, de sortir du cercle d'une hypothèse unique et d'une hypothèse fausse. Il faut distinguer

---

(1) La méthode qui exclut le quinquina du traitement des fièvres continues avait été aussi clairement que savamment exposée par Torti, par Werlhof, par Voullonne. Ces grands médecins ont rétracé l'inutilité ou les dangers de l'administration de ce médicament, non seulement dans les véritables continues, mais encore dans les rémittentes.

M. Broussais dans cette foule d'auteurs entreprenans qui n'ont jamais comparé leurs prétentions avec leurs moyens , et qui , placés par la bizarrerie de leurs conceptions entre l'obscurité et le ridicule , n'ont ni assez de discernement pour choisir l'une , ni assez de ressources pour éviter l'autre.

Extrait du 37ᵐᵉ Tableau des Recherches statistiques sur le département de la Seine, publiées en 1821.

La totalité des décès, dans la ville de Paris, a été :

En 1816.	19,124.
En 1817.	21,124.
En 1818.	22,421.
En 1819.	22,671.
Total.	85,339.

Dans ces quatre années, le nombre des décès, à la suite de l'asthme, a été . . . . 847.

A la suite du catarrhe	5,833.
De la fluxion de poitrine	2,710.
De la phthisie pulmonaire	9,542.
Total.	18,932.

Rapport de ce nombre avec celui de la totalité des décès : $\left\{ \begin{array}{l} 1 \\ \text{sur} \\ 4,52. \end{array} \right.$

Environ un cinquième et demi.

Je n'ai que très peu de remarques à faire sur le tableau dont je viens de copier le sommaire : on est d'autant plus fondé à admettre que le nombre des décès occasionnés par ces maladies de la poitrine s'est élevé au-dessus des proportions ordinaires, que deux de ces maladies atteignent rarement l'enfance, tandis que les deux autres sont moins funestes à cet âge, qui est un de ceux dans lesquels la vie est plus incertaine.

Le nombre des personnes qui ont succombé au catarrhe est beaucoup plus que double du nombre des personnes qui ont succombé à la fluxion de poitrine : je n'assurerai point que cette différence n'est pas en rapport avec celle qui existe entre la fréquence du catarrhe et la fréquence de la fluxion de poitrine, entre les dangers de l'un et les dangers de l'autre. Je rappellerai seulement que la saignée est presque toujours nuisible dans la première de ces maladies et qu'elle est très souvent utile dans la deuxième.

Tables nécrologiques du 1er janvier 1816 au 1er janvier 1823.

DÉSIGNATION de l'année.	NOMBRE DES DÉCÈS dans la ville de Paris.	DANS LE DÉPARTEMENT de la Seine.
1816	19,124	. . . . .
1817	21,124	24,070
1818	22,421	25,452
1819	22,671	25,982
1820	22,464	25,994
1821	22,917	26,382
1822	23,282	. . . . .

C'est en 1821 qu'a paru l'ouvrage dans lequel M. Broussais affirme « que les tables de mortalité ont déposé en faveur de la nouvelle doctrine et qu'elle doit avoir sur la population une influence plus marquée que celle de la vaccine » : pour constater que cette assertion est dénuée de preuves, il suffirait donc de consulter les seules tables qui fussent connues en 1821. J'y ai joint celles qui depuis ont été publiées officiellement. La première et la dernière ne comprennent que la ville de Paris : cette lacune ne tient point à une omission volontaire. Le tableau des décès de l'année 1816 dans le département de la Seine n'a point été publié. Celui de l'année 1822 ne sera publié qu'en 1825.

En 1816, la population de la ville de Paris était de   717,212.

En 1816, le nombre des décès dans la ville de Paris a été de. . . . .   19,124.

Le rapport du nombre des décès avec le nombre des habitans a donc été de. . . . . $\left\{ \begin{array}{c} 1 \\ \text{sur} \\ 37 \ 1/2 \end{array} \right.$

Les causes de la mortalité restant les mêmes , le nombre des décès en 1817 doit faire supposer que dans le cours de cette année la ville de Paris a contenu 75,000 habitans au-delà de ce qu'elle contenait , l'année précédente. Le nombre des décès en 1822 doit faire supposer que , dans le cours de cette année , la ville de Paris a contenu 155,925 habitans au-delà de ce qu'elle contenait en 1816. L'existence de ces proportions, si elle était démontrée , ne donnerait encore aucun appui à l'assertion de M. Broussais. On n'en pourrait conclure autre chose , si ce n'est que depuis le règne de la nouvelle doctrine la mortalité a été la même qu'auparavant. Personne ne contestera que la population de la Capitale ait acquis un accroissement considérable : mais la supposition qui porte cet accroissement à 155,925 dans un intervalle de six ans , c'est-à-dire, qui ajoute beaucoup plus d'un cinquième à l'état constant de la population , à celui qui a été déterminé par le dernier recensement , est hors de toute vraisemblance. Elle n'est justifiée , ni par la comparaison des tableaux des naissances entr'eux , ni par la comparaison des tableaux des naissances avec les tableaux des décès. Et cependant cette dernière comparaison est , ici plus que partout ailleurs , à l'avantage de l'opinion de l'accroissement annuel de la population. Une partie des enfans dont la naissance est enregistrée dans les municipalités de Paris meurt chez des nourrices , dans des départemens autres que celui de la Seine.

En France , les moyens de prospérité sont tels que le mouvement progressif de la population doit être continu. Il ne peut être suspendu que par des événemens d'une force majeure. Considéré d'une manière absolue, il ne peut donc servir à l'appréciation d'un système de médecine. Il ne s'agit donc point d'examiner si le nombre des naissances a surpassé le nombre des décès. Il s'agit de vérifier si, relativement au nombre des décès, celui des naissances a été plus considérable qu'il n'était avant l'époque à laquelle l'influence du nouveau système a commencé. Dans cette période de 1816 à 1822, il n'est qu'une année dans laquelle la différence entre le nombre des naissances et le nombre des décès ait été plus grande qu'elle n'a été en 1816, qui est précisément l'année qui sert de terme de comparaison ou de point de départ , parce qu'elle est celle dans laquelle le recensement a été effectué et celle qui a précédé imméd iatemént l'avénement de la doctrine de M. Broussais. En 1816

le nombre des naissances a été de . . . .   22,358.

Le nombre des décès a été de . . . .   19,124.

Différence . . . .   3,234.

En 1817 , la différence entre le nombre des naissances et celui des décès n'a été que de . . . .   2,635.

En 1818 , il est né à Paris moins d'enfans qu'il n'en était né en 1817.

La différence a été de . . . .   692.

Cependant le nombre des décès a été beaucoup plus grand en 1818 , qu'il n'avait été en 1817,

La différence en plus a été de . . . .   1,297.

Si nous remontions à des temps plus éloignés , nous trouverions que, dans un grand nombre d'années , la balance entre les naissances et les décès a été plus favorable à la population qu'elle ne l'a été dans les années qui viennent de s'écouler.

C'est ainsi qu'en 1774 le nombre des naissances a été de. . . . .   19,353.

Celui des décès a été de . . . .   16,061.

En 1777 , le nombre des naissances a été de . . . ,   22,266,

Celui des décès a été de . . . .   17,291.

En 1778 , le nombre des naissances a été de . . . .   21,688.

Celui des décès a été de . . . .   17,796.

En 1811 , le nombre des naissances a été de . . .   21,168.

Celui des décès a été de . . . .   16,029.

Je ne pousserai pas plus loin ces calculs. Les personnes qui voudront les vérifier, ou les étendre pourront en puiser les matériaux dans les statistiques. L'énumération des naissances et des décès ne mène point à une connaissance certaine des variations de la population d'une capitale. Il faudrait pouvoir y joindre le tableau de la population mobile. L'administration seule possède les documens nécessaires pour l'exécution d'un travail aussi important. Je ferai remarquer que cette partie de la population se compose principalement d'individus qui sont dans la jeunesse ou dans l'âge mûr ; que par conséquent le nombre des décès est moins grand dans la population mobile que dans la population sédentaire.

Je viens d'exposer des faits dont le témoignage avait été invoqué avec plus de confiance que de perspicacité. Ils feront connaître les véritables produits de la nouvelle doctrine. Elle l'a emporté sur les causes qui devaient faire fleurir la population. Les moyens de salubrité publique ont été créés ou perfectionnés. Des administrations éclairées ont introduit dans le régime des hôpitaux des améliorations qui placent ces établissemens à une distance immense de ce qu'ils étaient autrefois. Les secours à domicile sont distribués avec plus d'abondance et de discernement. Les mœurs se sont épurées. Aucune épidémie n'a exercé ses ravages. Aucun hiver n'a été très-rigoureux. Celui de 1822 a été fort doux. Cependant, en 1822, le nombre des décès a dépassé de 4,158 le nombre des décès de l'année 1816. Cherchons dans l'expérience du passé des espérances pour l'avenir : la durée moyenne de la vie des systèmes de médecine est courte. Celui qui règne maintenant a déjà vieilli. Si nous avions la certitude qu'il n'aura point de successeur , nous prédirions pour une époque prochaine une diminution notable dans la mortalité.

FIN.

TABLE DES CHAPITRES.

FIN DE LA TABLE DES CHAPITRES

ERRATA.

Pages 14 de la Préface, *Fabret*, lisez : *Falret*.

    31, *ils les réfléchirait*, lisez : *il les réfléchirait*.

    49, au titre du Chapitre, *génerales*, lisez : *générales*.

    50, ligne 23, *sensibité*, lisez : *sensibilité*.

    55, ligne 24, *dernies*, lisez : *dernier*.

    77, ligne 12, *un des élémens de l'inflammation*, lisez : *un des élémens de la congestion.*

    86, ligne 27, *l'hypothèse qui*, lisez : *l'hypothèse , qui.*

    88, ligne 27, *remittence*, lisez : *rémittence.*

    146, ligne 8, *des l'intestin*, lisez : *de l'intestin.*

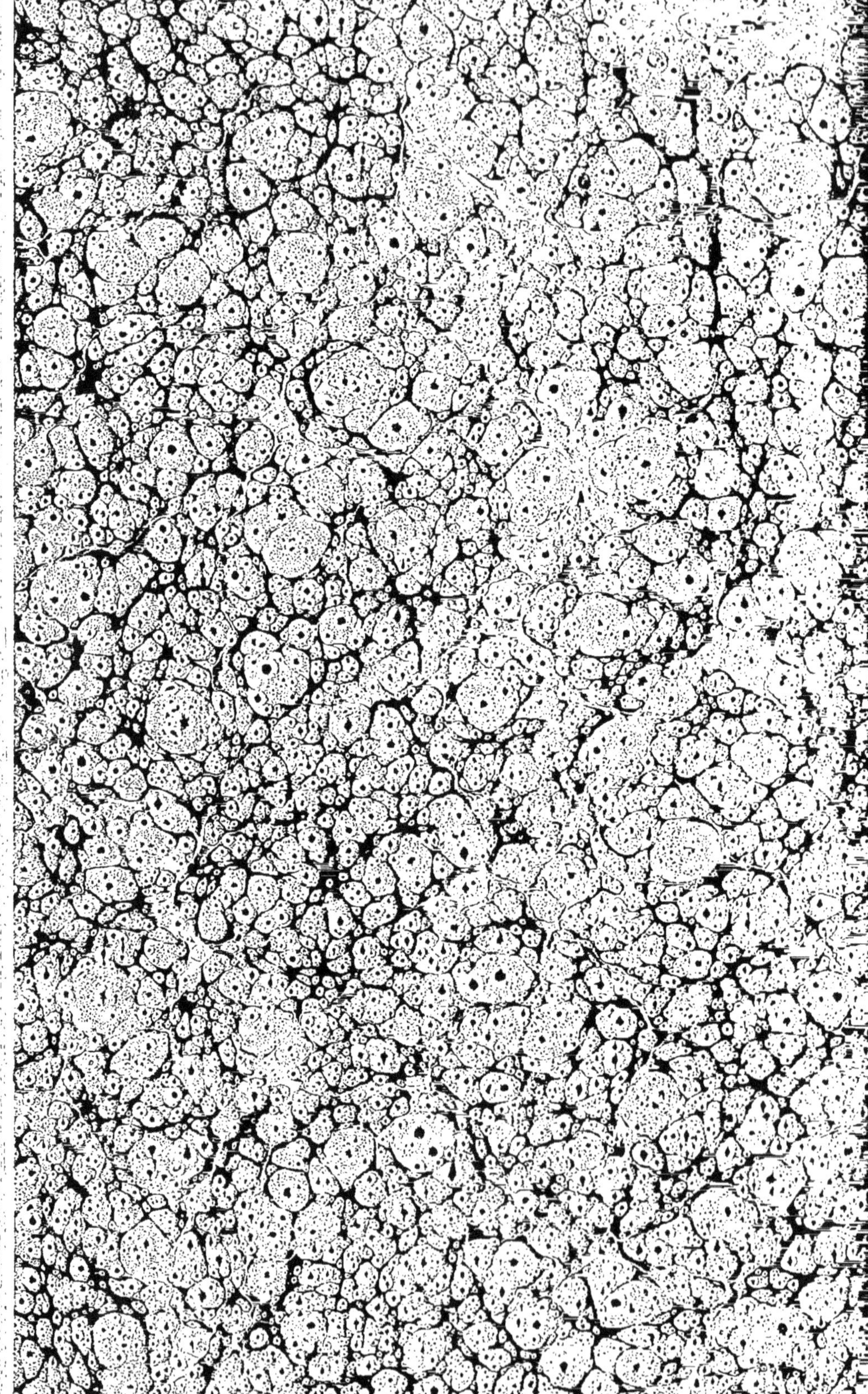

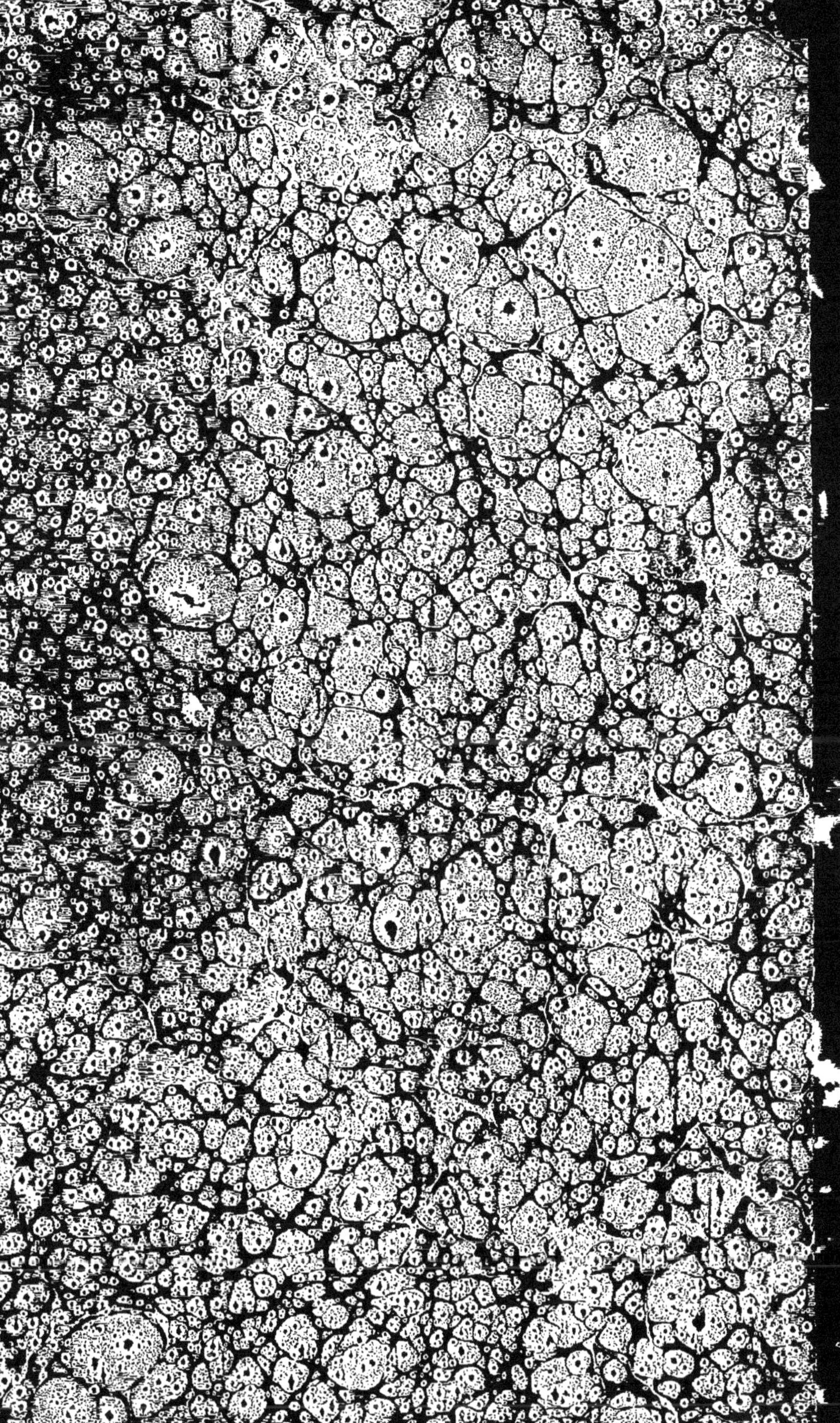

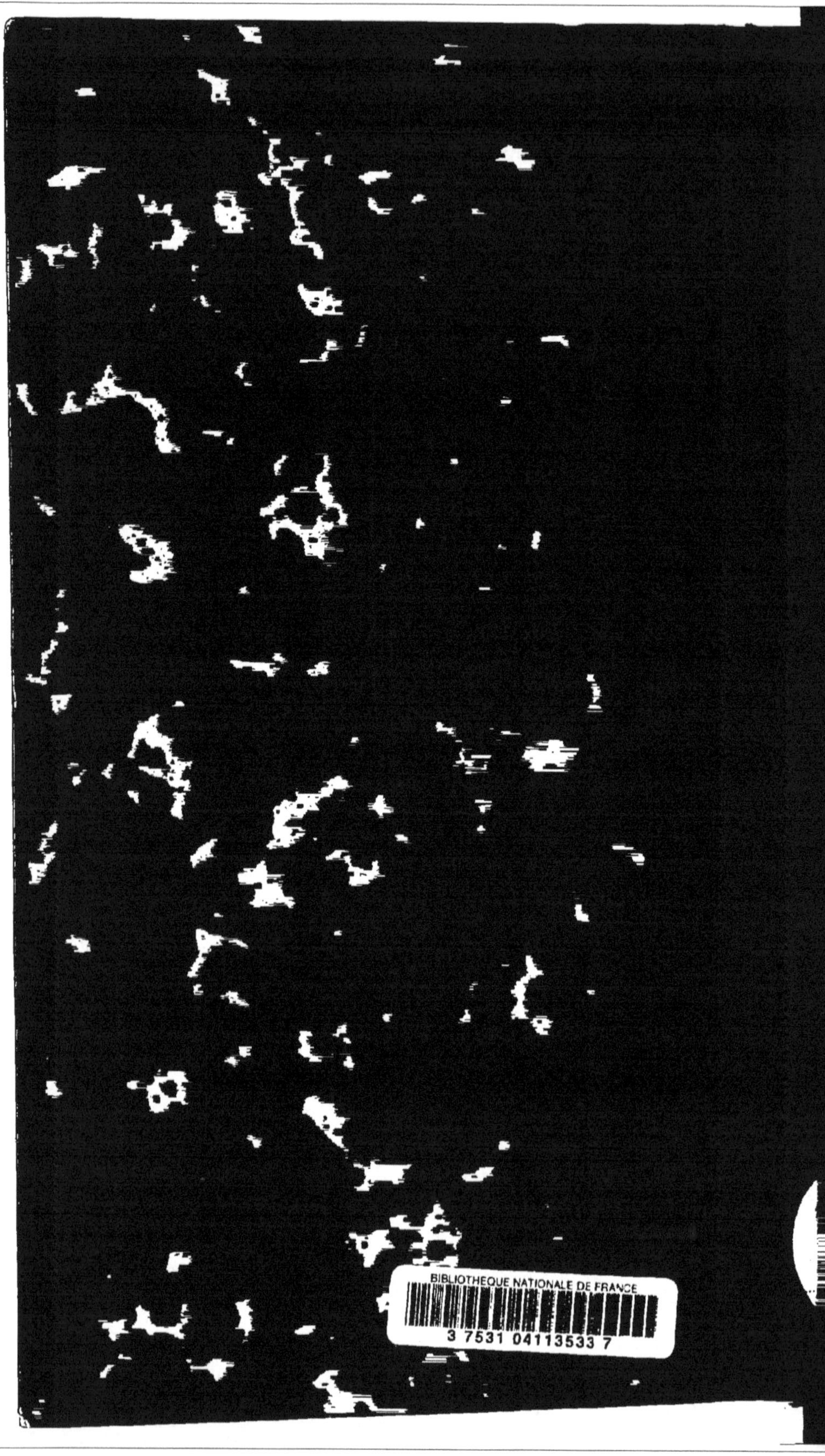
BIBLIOTHEQUE NATIONALE DE FRANCE
3 7531 04113533 7